Navneet Saxena
Sanjay Kumar Sharma
Vaishali Shrivastava

Cirurgia pré-protética em Dentisteria Protética

Navneet Saxena
Sanjay Kumar Sharma
Vaishali Shrivastava

Cirurgia pré-protética em Dentisteria Protética

Técnicas inovadoras e transformadoras

ScienciaScripts

Imprint

Any brand names and product names mentioned in this book are subject to trademark, brand or patent protection and are trademarks or registered trademarks of their respective holders. The use of brand names, product names, common names, trade names, product descriptions etc. even without a particular marking in this work is in no way to be construed to mean that such names may be regarded as unrestricted in respect of trademark and brand protection legislation and could thus be used by anyone.

Cover image: www.ingimage.com

This book is a translation from the original published under ISBN 978-620-7-84346-6.

Publisher:
Sciencia Scripts
is a trademark of
Dodo Books Indian Ocean Ltd. and OmniScriptum S.R.L publishing group

120 High Road, East Finchley, London, N2 9ED, United Kingdom
Str. Armeneasca 28/1, office 1, Chisinau MD-2012, Republic of Moldova, Europe
Printed at: see last page
ISBN: 978-620-8-07513-2

CONTEÚDO

INTRODUÇÃO

A cirurgia pré-protésica inclui procedimentos especificamente concebidos para restaurar os contornos e níveis óptimos dos tecidos duros e moles para melhorar a satisfação da prótese em termos de função e estética. A cirurgia protésica não é apenas um domínio do cirurgião maxilofacial, mas também requer a perícia de um protésico, tornando-a assim uma abordagem multidisciplinar. A necessidade de cirurgia pré-protética pode ser múltipla. É normalmente necessária como procedimento corretivo após extracções dentárias, ferimentos por arma de fogo e como parte da reabilitação do cancro oral.

A cirurgia pré-protética é efectuada para proporcionar um melhor ambiente anatómico e para criar estruturas de suporte adequadas para a construção da prótese. O objetivo final deve ser a reabilitação do doente com a restauração da melhor função mastigatória possível, combinada com a restauração ou melhoria da estética dentária e facial. Para atingir este objetivo, a preservação máxima dos tecidos duros e moles da base da prótese é da maior importância. O uso de dentaduras durante um período prolongado manifesta alterações adversas nas áreas de suporte da dentadura devido à alteração do tamanho dos ossos maxilares, o que resulta em dentaduras mal ajustadas e dolorosas.

As áreas de suporte de próteses da maxila e da mandíbula requerem perfis específicos de tecidos moles e duros que podem ser alcançados com um único procedimento, como uma vestibuloplastia, ou requerem correção óssea com uma alveoloplastia e, em alguns casos, enxertos de locais extra-orais, como a crista ilíaca ou o perónio.

O consenso geral é que é melhor melhorar o estado dos tecidos de suporte de uma dentadura do que fornecer uma prótese inferior. O ciclo evolutivo selecionou um sistema mastigatório, que é funcionalmente eficiente, utilizando dentes naturais e uma dieta omnívora. Este sistema seria concebido de uma forma totalmente diferente se fosse selecionado com base no modelo do utilizador de próteses completas. As próteses são peças rígidas de resina acrílica que são moldadas para se adaptarem ao revestimento de tecido mole dos maxilares e ao ambiente oral em mudança. As dentaduras estão sujeitas às leis físicas que formam as realidades deste ambiente oral. Nenhuma prótese, independentemente da sua qualidade de construção. Pode ultrapassar as limitações da base sobre a qual é colocada.

Na prática quotidiana, encontramos muitos pacientes para os quais não é possível um tratamento ideal do ponto de vista protético sem recorrer ao pré-condicionamento dos tecidos orais através de procedimentos cirúrgicos. Estes procedimentos constituem a preparação cirúrgica pré-protética. Um número considerável de pacientes com próteses completas sofre de desconforto contínuo com as suas próteses e procura ajuda junto de um protésico após outro.

Estes, por sua vez, constroem e reconstroem novas próteses com custos consideráveis de tempo e dinheiro até que, finalmente, o doente desiste e recorre a inserções de algodão ou a materiais de revestimento próprios, convencido pelo conselho de que é um deficiente dentário e que está para além da ajuda profissional. É também essencial que o protésico compreenda as necessidades dos pacientes com próteses completas e também que compreenda o objetivo da cirurgia e as suas dificuldades.

O advento dos implantes dentários revolucionou o conceito de dentisteria de restauração. Uma revisão da Cochrane diminuiu a importância da cirurgia pré-protética na era dos implantes e chegou ao ponto de a considerar obsoleta. Uma das fronteiras mais excitantes da medicina dentária é a implantologia. A reconstrução adequada dos tecidos moles e ósseos, seguida da colocação de implantes e subsequente reconstrução protética, pode proporcionar aos pacientes uma substituição mais natural e eficiente da sua dentição perdida. Dependendo das circunstâncias, podem ser utilizados vários tipos de sistemas de implantes. O artigo aborda os vários tipos de sistemas de implantes atualmente utilizados e as suas vantagens, desvantagens e indicações para utilização.

Após a perda dos dentes naturais, as alterações ósseas nos maxilares começam a ocorrer imediatamente. Uma vez que o osso alveolar já não responde às tensões colocadas nesta área pelos dentes e pelo ligamento periodontal, o osso começa a reabsorver. O padrão específico de reabsorção é imprevisível num determinado doente porque existe uma grande variação entre indivíduos. Em muitos doentes, este processo de reabsorção tende a estabilizar após um determinado período, enquanto noutros a continuação do processo acaba por resultar na perda total do osso alveolar e do osso basal subjacente.

Os resultados desta reabsorção são acelerados pelo uso de próteses e tendem a afetar a mandíbula mais severamente do que a maxila devido à diminuição da área de superfície.

A cirurgia pré-protésica é definida como o procedimento cirúrgico concebido para facilitar o fabrico de próteses ou para melhorar a retenção, estabilidade e suporte da prótese. O objetivo é eliminar certas lesões e anomalias dos tecidos duros e moles para uma colocação bem sucedida da prótese. O osso que suporta a prótese deve ter uma forma e um tamanho uniformes. No entanto, por vezes, o osso alveolar é reabsorvido rapidamente devido ao uso prolongado de uma prótese mal ajustada, o que leva a uma fraca retenção da prótese. As diferenças na forma dos rebordos alveolares superior e inferior resultam no seguinte:

A redução da altura das cristas residuais, o aumento da distância inter-arcos, o perfil prognático da mandíbula e a reabsorção progressiva resultam numa mandíbula mais larga e numa maxila mais estreita.

No ser humano, a saúde oral e a saúde geral estão intimamente ligadas e dependentes. O desaparecimento total dos dentes leva à perda dos sistemas de controlo propriocetivo, à modificação de todo o sistema tecidular (ósseo e mucoso), à desordem mastigatória ou mesmo muscular geral, à alteração da função fonética, à perda da imagem familiar e social e, por conseguinte, a uma grande fragilidade psicológica. Assim, constata-se que a desdentação é um problema de saúde pública, ligado às patologias orais e ao envelhecimento da população mundial. Neste plano, a preparação pré-protética cirúrgica ocupa um lugar de destaque.

Esta cirurgia pré-protética consiste em restaurar os tecidos osteo-mucosos para permitir a colocação de uma prótese. Os critérios anatómicos que permitem suportar confortavelmente uma prótese dentária removível, total ou parcial, são mucosos e ósseos. O suporte mucoso deve ser de boa qualidade e suficientemente extenso para distribuir o mais possível a pressão por unidade de área durante os esforços de mastigação. O suporte ósseo deve ser regular e o seu relevo suficientemente marcado para assegurar uma retenção e estabilidade adequadas. Pode ser necessário recorrer à cirurgia para restabelecer condições anatómicas satisfatórias.

HISTÓRIA

- Willard tem a honra de ser o primeiro dentista americano a chamar a atenção para a preparação correta da boca para próteses totais.

- Beers, em 1876, defendia a excisão do alvéolo após a extração dos dentes, especialmente se o processo alveolar apresentasse uma protuberância invulgar. A cirurgia sempre foi uma parte integrante da preparação dos rebordos alveolares para a prótese

- Em 1967, os princípios da cirurgia reconstrutiva pré-protética foram introduzidos pela primeira vez por MacIntosh e Obwegeser

- Nas últimas décadas, tem-se assistido a um interesse crescente pela cirurgia pré-protésica, o que tem permitido o desenvolvimento de muitas técnicas novas.

- Em França, em 2003, MORIN A., et al. num estudo realizado numa amostra de 375 pacientes desdentados, relataram 3,6% de desdentados totais

- Um estudo efectuado na Dinamarca em 2006 mostra que a perda de dentes correlacionada com a idade de envelhecimento representava 43,11%

- No Senegal, em 2002, Khady. K, na sua tese de doutoramento em cirurgia dentária, relatou 405 pacientes que receberam próteses, 10 pacientes ou 2% necessitaram de uma prótese completa e 31 pacientes

- Na Guiné, em 2009, a Direção Nacional de Estatística e Saúde Pública constatou que 60,10% da população rural com idades compreendidas entre os 35 e os 75 anos tinha uma desdentação parcial ou total. 7,61% necessitavam de uma prótese total, incluindo 23 na maxila e 8 na mandíbula.

REVISÃO DA LITERATURA

CIRURGIA PRÉ-PROTÉTICA PARA O PACIENTE DESDENTADO

1. Preprosthetic Surgery-Narrative Review and Current Debate Hendrik Terheyden, Gerry M. Raghoebar, Mats Sjöström, Thomas Starch-Jensen, e John Cawood (2023) Terheyden H, Raghoebar GM, Sjöström M, Starch-Jensen T, Cawood J. Preprosthetic Surgery-Narrative Review and Current Debate. Journal of Clinical Medicine. 2023 Nov 23;12(23):7262.

Esta revisão descreve o papel da cirurgia pré-protética moderna. A mandíbula edêntula atrófica pode causar um grave comprometimento funcional para os pacientes, levando a uma retenção inadequada da prótese, redução da qualidade de vida e problemas de saúde significativos. O objetivo da cirurgia pré-protética é restaurar a função e a forma devido à perda de dentes resultante de deformidade congénita, trauma ou cirurgia ablativa. A perda óssea alveolar deve-se à atrofia por desuso após a perda de dentes. O advento dos implantes dentários e a sua capacidade de preservar o osso anunciaram a versão moderna da cirurgia pré-protética. A sua capacidade de imitar os dentes naturais ultrapassou o antigo problema do edentulismo e consequente atrofia dos maxilares. São discutidas as controvérsias da cirurgia pré-protética: aumento de tecidos moles versus aumento de tecidos duros na zona estética, regeneração óssea versus substituição de tecido protético no maxilar anterior, aumento do fundo do seio versus implantes curtos no maxilar posterior - enxerto ósseo interposicional versus enxertos onlay para aumento ósseo vertical.

2. CIRURGIA PRÉ-PROTÉTICA E AS SUAS TENDÊNCIAS ACTUAIS: UMA REVISÃO Dr. S.S. Sanjay Dr. Balakrishnan Ramalingam Balakrishnan DG. A cirurgia pré-protética e as suas tendências actuais: A Review. Jornal de Psicologia Escolar Positiva. 2022 Mar 23;6(3):3752-5.

O objetivo da cirurgia pré-protética é preparar os tecidos duros e moles para uma prótese adequada. Isto ajudará a restaurar a função dos maxilares, a preservar e melhorar a estrutura dos maxilares e a melhorar o resultado estético. A cirurgia pré-protética deve começar com uma história e um exame minuciosos do doente, uma vez que existem muitas contra-indicações em doentes com doenças sistémicas. Deve ser dada atenção aos testes laboratoriais para determinar o grau de reabsorção óssea. Deve ser dada toda a atenção à restauração dos tecidos duros e moles das áreas de suporte da prótese. Os procedimentos incluem o alisamento e a remodelação, a remoção do excesso de ossos e gengivas na área de suporte da prótese. O principal fator determinante para o sucesso da cirurgia pré-protética é a condição dos tecidos que suportam a prótese. É de notar que os tecidos duros e moles devem estar num estado em que o doente possa usar a prótese sem qualquer impedimento. Este artigo aborda os vários procedimentos pré-protéticos e os seus recentes avanços.

3. Técnica de cirurgia pré-protética Chris James (2022) Kempfer J, Lewis R, Fiedler G, Silver-Thorn B. Dispositivos protéticos e ortopédicos. Engenharia de Reabilitação: Princípios e Prática. 2022 Nov 15.

A cirurgia pré-protética é o processo de preparação da boca para a implantação de uma prótese. Para obter o mais elevado nível de conforto, alguns pacientes necessitam de pequenas operações cirúrgicas orais antes de receberem uma prótese parcial ou total. É crucial que o osso tenha o tamanho e a forma corretos, uma vez que a prótese assenta na crista óssea. O osso subjacente pode ser pontiagudo e irregular se for necessário extrair um dente. O osso pode ter de ser alisado ou esculpido para que a prótese se adapte confortavelmente. Antes de colocar uma prótese, pode ser necessário remover ocasionalmente osso extra.

4. Cirurgia pré-protética e suas tendências atuais: uma revisão

Dr. Balakrishnan , Dr. G.Sumathi ,Dr.Vijay ebenezer(2022) Balakrishnan DG. Cirurgia pré-protética e as suas tendências actuais: A Review. Jornal de Psicologia Escolar Positiva. 2022 Mar 23;6(3):3752-5.

O objetivo da cirurgia pré-protética é preparar os tecidos duros e moles para uma prótese adequada. Isto ajudará a restaurar a função dos maxilares, a preservar e melhorar a estrutura dos maxilares e a melhorar o resultado estético. A cirurgia pré-protética deve começar com uma história e um exame minuciosos do doente, uma vez que existem muitas contra-indicações em doentes com doenças sistémicas. Deve ser dada atenção aos testes laboratoriais para determinar o grau de reabsorção óssea. Deve ser dada toda a atenção à restauração dos tecidos duros e moles das áreas de suporte da prótese. Os procedimentos incluem o alisamento e a remodelação, a remoção do excesso de ossos e gengivas na área de suporte da prótese. O principal fator determinante para o sucesso da cirurgia pré-protésica é a condição dos tecidos que suportam a prótese, devendo notar-se que os tecidos duros e moles devem estar num estado em que o doente possa usar a prótese sem qualquer impedimento. Este artigo aborda os vários procedimentos pré-protéticos e os seus recentes avanços.

5. Cirurgia pré-protética Padrão de reabsorção Publicação de Bobby John (2021)

A gestão de pacientes com próteses descontentes através de procedimentos cirúrgicos pré-protéticos para melhorar as áreas da cavidade intra-oral que suportam as próteses é uma tarefa difícil, que tem sido realizada pelo cirurgião oral e maxilofacial desde tempos imemoriais. A cirurgia pré-protética engloba uma categoria distinta e evolutiva de procedimentos em tecidos moles e duros.

6. Cirurgia pré-protética (2021) - Baby john

v John B. Cirurgia pré-protética. Cirurgia Oral e Maxilofacial para o Clínico. 2021:361-81.

A cirurgia pré-protética engloba os procedimentos cirúrgicos com o objetivo de redefinir os tecidos moles ou duros ou ambos, conseguindo aliviar as interferências biológicas para que o indivíduo possa aceitar uma prótese confortável. Nos primeiros tempos, era regularmente efectuada na especialidade de cirurgia oral e maxilofacial. Mas o advento da implantologia relegou esta área para um canto menos realizado, mas ainda assim alguns procedimentos permanecem válidos e indispensáveis. A gestão protética em certos casos coloca um grande desafio na procura de estabilidade e retenção, que por sua vez pode ser sucessivamente catapultada pelas manobras da categoria pré-protética.

7. Princípios de avaliação do paciente e planeamento do tratamento Mark W. Ochs e Myron R. Tucker (2021) Filardo PM. Bibliografia de história comunista 2020: Estados Unidos e Internacional.

Antes de qualquer tratamento cirúrgico ou protético, deve ser efectuada uma avaliação exaustiva dos problemas a resolver e elaborado um plano de tratamento pormenorizado para cada paciente. É imperativo que nenhum procedimento cirúrgico preparatório seja efectuado sem uma compreensão clara do desenho pretendido para a prótese final

A cirurgia pré-protética faz parte da cirurgia oral e maxilofacial, que diz respeito à restauração da forma facial e da função oral. A cirurgia pré-protética é uma cirurgia realizada para obter um melhor ambiente anatómico e para fornecer estruturas de suporte adequadas para a construção da prótese. O objetivo deste estudo foi analisar as várias cirurgias pré-protéticas realizadas numa instituição dentária privada.

8. Gestão pré-protética do "rebordo flácido" em pacientes edêntulos Amani Mizouri,1Oumaima Tayari , AlaEddine Mahfoudhi,Adel Bouguezzi e Jamila Jaouadi (2021)

Para os pacientes edêntulos, a integridade da superfície de suporte da osteomucosa é um fator significativo para o lançamento da futura prótese removível. Os tecidos de suporte são influenciados por vários factores. A reabsorção óssea fisiológica, a senescência e as alterações causadas por doenças sistémicas e polifarmácia levam a modificações nestes tecidos. Da mesma forma, o trauma causado por uma prótese mal adaptada influencia o grau de reabsorção óssea e o desenvolvimento de tecido hiperplásico. A etiologia da reabsorção óssea é multifatorial e complexa, com variações individuais contínuas que são frequentemente inexplicadas. Embora nenhum estudo tenha sido capaz de estabelecer a importância dos diferentes factores entre si, é frequentemente referido que a pressão mecânica excessiva crónica em relação às restrições oclusais é responsável pelo aparecimento de áreas de reabsorção local. O objetivo deste trabalho é apresentar, através de três casos clínicos, os vários factores envolvidos na alteração da superfície de suporte osteo-mucosa e, eventualmente, possíveis atitudes terapêuticas a adotar.

9. Sensibilização e preferência dos médicos dentistas generalistas em relação à cirurgia pré-protética como adjuvante da terapia de prótese completa Maaria Orafi1, Gaza Mohamed EL Bakoush (2021) Orafi M, Bakoush GM. Consciência e preferência dos médicos dentistas gerais em relação à cirurgia pré-protética como adjuvante da terapia de prótese completa. Dental. 2021 Jul 23;3(1):1-9.

Objetivo: O objetivo deste estudo é avaliar a atitude e o conhecimento de uma amostra de dentistas líbios relativamente à cirurgia pré-protética. Materiais e Métodos: Foi realizado um estudo observacional com 150 dentistas registados com o grau de Bacharel em Cirurgia Dentária, atualmente a exercer em diferentes cidades da Líbia. Apenas 109 dentistas responderam às nossas perguntas. Foram excluídos os dentistas com menos de 5 anos de prática e que não tinham experiência com próteses amovíveis. Este estudo foi aprovado pelo comité de ética de investigação da Faculdade de Medicina Dentária da Universidade de Benghazi. Foram utilizados estudos anteriores para preparar um questionário que inclui perguntas sobre dados pessoais, conhecimento e preferência do dentista pela cirurgia pré-protética. O questionário foi avaliado por dois cirurgiões orais maxilofaciais e protésicos especialistas.

10. Cirurgia pré-protética H. Ephros, R. Klein, A. Sallustio Kalyani P, Jessy P, Subhabrata Maiti MP. Santhosh Kumar. Alveoloplastia - Prevalência e Pré-requisitos: Ponto de vista protético. Int J Dentistry Oral Sci. 2020 Oct 24;7(10):872-7. A cirurgia oral e maxilofacial pré-protética mudou drasticamente nas últimas 3 décadas. A preparação cirúrgica para próteses foi substituída pelo desenvolvimento do local para implantes. No entanto, ainda há um papel a desempenhar em vários procedimentos pré-protéticos. Neste artigo, é fornecido o contexto histórico, são revistos conceitos duradouros e são descritos e discutidos procedimentos que continuam a ser relevantes.

11. Cirurgia pré-protética: An Adjunct to Complete Denture Therapy Medha Vivek Bhuskute, Lt. Col Ravi GK Shet (2019) Bhuskute MV, Shet LR. Cirurgia pré-protética: um complemento à terapia de prótese completa. Jornal da Organização Internacional de Investigação Clínica Dentária. 2019 Jan 1;11(1):49-51.

12. Cirurgia pré-protética: Uma revisão da literatura ,Prachi Madan Rohilla1, Manish Kumar2, Ulfat Majeed2, Akanksha Singh (2019) Na sequência da perda de dentes naturais após a extração, o osso começa a reabsorver. Os resultados desta reabsorção são acelerados pelo uso de próteses e tendem a afetar a mandíbula mais severamente do que a maxila. O tratamento cirúrgico pré-protético deve começar com uma história completa e um exame físico do paciente. Um componente que pode afetar profundamente o sucesso do tratamento é a condição dos tecidos que suportam a prótese. Na cirurgia pré-protética, devem ser feitos todos os esforços para assegurar que tanto os tecidos duros como os moles são desenvolvidos de forma a melhorar a capacidade do doente para usar uma prótese

13. JagannaDham Vijay Kumar1, PanDi SriniVaS ChaKraVarthi, meKa SriDhar, Kolli naga neelima DeVi , ViVeKananaD Sabanna Kattimani, KriShna PraSaD lingamaneni (2019)

Um bom rebordo alveolar é um pré-requisito para o sucesso de uma prótese parcial/completa convencional/implantada. Os rebordos extensamente reabsorvidos com vestíbulo pouco profundo e grande inserção de músculos na crista do rebordo levam ao fracasso da prótese. O sucesso da prótese depende do reposicionamento cirúrgico da mucosa e das inserções musculares, o que aumenta a profundidade do vestíbulo e a área da flange da prótese para retenção. Assim, o estudo foi planeado para proporcionar uma boa fixação da gengiva com uma profundidade vestibular adequada, utilizando a Vestibuloplastia de Kazanjian Modificada (MKV). Objetivo: Para que a prótese possa ser entregue com sucesso, a eficácia da técnica foi avaliada através do tempo de cirurgia necessário, da profundidade vestibular alcançada, da cicatrização ou recidiva e de quaisquer complicações pós-operatórias associadas à cicatrização.

14. Cirurgia pré-protética - uma visão geral, Saptarshi Banerjee1, Subhadeep Mukherjee2, Dhruba Chatterjee, Saikat Deb, Sahana N. Swamy, Atreyee Mukherjee (2018) Devaki VN, Balu K, Ramesh SB, Arvind RJ. Cirurgia pré-protética: Mandíbula. Jornal de Farmácia e Ciências Bioalimentares. 2012 Aug 1;4(Suppl 2):S414-6.

A preparação da boca antes da colocação de uma dentadura (ou prótese) é designada por cirurgia pré-protética. O objetivo da cirurgia pré-protética é preparar os tecidos moles e duros dos maxilares para uma prótese confortável que irá restaurar a função oral, a estética e a forma facial. Ajuda a restaurar a função dos maxilares (mastigação dos alimentos, fala e deglutição), a preservar ou melhorar a estrutura dos maxilares, a melhorar a sensação de bem-estar do paciente e a melhorar a estética facial. Pode ser efectuado um de vários procedimentos para preparar a boca para uma prótese, que inclui alisamento e remodelação óssea, remoção do excesso de osso e remoção do excesso de tecido gengival.

Este documento analisa estes procedimentos principais, descrevendo sucintamente o procedimento cirúrgico e discutindo as indicações.

15. Objetivo da cirurgia pré-protésica - publicação Saptarshi Banerjee, Subhodeep Mukherjee, Dhruba Chatterjee3, Saikat Deb, Sahana N. Swamy5, Atreyee Mukherjee (2018)

Banerjee S, Mukherjee S, Chatterjee D, Deb S, Swamy SN, Mukherjee A. Preprosthetic Surgery-An Overview (Cirurgia pré-protética - uma visão geral).

A preparação da boca antes da colocação de uma dentadura (ou prótese) é designada por cirurgia pré-protética. O objetivo da cirurgia pré-protética é preparar os tecidos moles e duros dos maxilares para uma prótese confortável que irá restaurar a função oral, a estética e a forma facial. Ajuda a restaurar a função dos maxilares (mastigação dos alimentos, fala e deglutição), a preservar ou melhorar a estrutura dos maxilares, a melhorar a sensação de bem-estar do paciente e a melhorar a estética facial. Podem ser efectuados vários procedimentos para preparar a boca para uma prótese, que incluem o alisamento e a remodelação óssea, a remoção do excesso de osso e a remoção do excesso de tecido gengival. Este documento analisa estes procedimentos principais, descrevendo brevemente o procedimento cirúrgico e discute as indicações e as técnicas destes procedimentos.

16. Evolução das tendências actuais da cirurgia pré-protética: Uma revisão Sahil Choudhary, Ashish Jain (2016) Choudhari S, Rakshagan V, Jain AR. Evolução das tendências actuais da cirurgia pré-protética: A review. Drug Invent Today. 2018 Oct 1;10(10):2010-6.

O objetivo da cirurgia pré-protética é preparar os tecidos moles e duros dos maxilares para uma prótese confortável que irá restaurar a função oral, a estética e a forma facial. Ajuda a restaurar a função dos maxilares (mastigação dos alimentos, fala e deglutição), a preservar ou melhorar a estrutura dos maxilares, a melhorar a sensação de bem-estar do doente e a melhorar a estética facial. Pode ser efectuado um de vários procedimentos para preparar a boca para uma prótese, que inclui alisamento e remodelação óssea, remoção do excesso de osso e remoção do excesso de tecido gengival. Este documento analisa estes procedimentos principais, descrevendo brevemente o procedimento cirúrgico e discute as indicações e técnicas destes procedimentos.

17. Cirurgia pré-protética Hillel Ephros, DMD, MDa, Robert Klein, DDSb , Anthony Sallustio, DDS (2015) A cirurgia pré-protética compreende um grupo único e em evolução de procedimentos de tecidos moles e duros. Embora o foco de tais procedimentos tenha mudado drasticamente nos últimos 30 anos, os conceitos fundamentais permanecem inalterados. A cirurgia pré-protética existe para servir as necessidades dos dentistas que fornecem aos pacientes substitutos para dentes em falta e tecidos associados. O objetivo é facilitar o fabrico de próteses ou melhorar o resultado do tratamento protético.

18. Links dos autores abrir painel de sobreposição Bernard J. Costello, Norman J. Betts, H. Dexter Barber, Raymond J. Fonseca (1996) Costello BJ, Betts NJ, Barber HD, Fonseca RJ. Cirurgia pré-protética para o paciente edêntulo. Dental Clinics of North America. 1996 Jan 1;40(1):19-38.

A cirurgia pré-protética é uma área da medicina dentária em rápida mudança. O conhecimento da gama, capacidades e limitações dos procedimentos cirúrgicos normalmente utilizados é uma obrigação para qualquer pessoa que trate um doente que irá receber uma prótese dentária completa. Nunca é demais salientar que o estabelecimento de um plano de tratamento claro e a coordenação estreita de todas as partes envolvidas no esforço reconstrutivo são essenciais para alcançar o melhor resultado global.

19. Preprosthetic surgery in elderly, soren Hiller up (1994) Hillerup S. Preprosthetic surgery in the elderly. The Journal of prosthetic dentistry. 1994 Nov 1;72(5):551-8.

A cirurgia pré-protética é um aspeto da medicina dentária que tem uma relação estreita com a prótese dentária e a cirurgia oral e maxilofacial. As principais funções da cirurgia pré-protética são a eliminação de patologias nos tecidos moles e duros que suportam a prótese e a melhoria da crista. A vestibuloplastia limitada ainda é considerada um procedimento previsível e económico para pacientes que estão bem adaptados a próteses removíveis. A excelente documentação dos implantes integrados Osseo como dispositivos de suporte e retenção de próteses reduziu a necessidade de uma cirurgia de melhoria do rebordo. Muitas condições clínicas, especialmente no maxilar, não podem ser tratadas apenas com implantes. A combinação de cirurgia pré-protética e implantes pode resolver problemas que nenhuma das disciplinas pode resolver isoladamente

20. OBJECTIVOS DA CIRURGIA PRÉ-PROSTÉTICA W. A. LAWSON, M.A., M.S., F.D.S., F.F.D. Dublin Dental Hospital (1972) Lawson WA. Objectivos da cirurgia pré-protética. British Journal of Oral Surgery. 1972 Jan 1;10:175-88.

DURANTE os últimos 20 anos, a cirurgia pré-protética deixou de ser praticamente desconhecida, passou por um período de oposição e entrou num estado de respeitabilidade, tendo finalmente tido um impacto poderoso tanto na cirurgia oral como na dentisteria protética. Este desenvolvimento deve-se, em grande parte, a dois factores: em primeiro lugar, uma procura crescente por parte dos pacientes de próteses melhores e, em segundo lugar, uma consciência crescente por parte dos protésicos do efeito adverso de certas condições anatómicas no padrão de restauração protética possível. Embora a ideia da preparação cirúrgica de uma boca edêntula para a receção de uma prótese possa parecer estranha para aqueles que não estão familiarizados com esta forma de tratamento, o princípio não é de modo algum novo na medicina dentária. Desde tempos imemoriais que é habitual preparar uma cavidade antes de colocar uma restauração num dente. Com o aumento do conhecimento e da compreensão, os princípios da preparação da cavidade tornaram-se cada vez mais exigentes.

O objetivo da cirurgia pré-protética é preparar os tecidos moles e duros dos maxilares para uma prótese confortável que irá restaurar a função oral, a estética e a forma facial. Ajuda a restaurar a função dos maxilares (mastigação dos alimentos, fala e deglutição), a preservar ou melhorar a estrutura dos maxilares, a melhorar a sensação de bem-estar do doente e a melhorar a estética facial. Pode ser efectuado um de vários procedimentos para preparar a boca para uma prótese, que inclui alisamento e remodelação óssea, remoção do excesso de osso e remoção do excesso de tecido gengival. Este documento analisa estes procedimentos principais, descrevendo brevemente o procedimento cirúrgico e discute as indicações e técnicas destes procedimentos. Extensão da crista anterior utilizando a técnica de Kazanjian modificada na mandíbula

A cirurgia pré-protética é uma parte integrante da Dentisteria protética de prótese completa. O objetivo final da cirurgia pré-protética é preparar uma boca para receber uma prótese dentária, redesenhando e alisando os bordos ósseos que, de outra forma, causariam obstáculos ao restabelecimento de uma saúde e função óptimas. Este relato de caso discute a forma como a redução de proeminências ósseas graves e o alisamento de cristas irregulares resultaram na obtenção de uma melhor base de prótese que, se não fosse tratada, teria resultado em pontos doridos e imenso desconforto para o doente.

FINALIDADE E OBJECTIVOS DA CIRURGIA PRÉ-PROTÉTICA

Apesar dos enormes progressos na tecnologia disponível para preservar a dentição, a restauração protética e a reabilitação do sistema mastigatório continuam a ser necessárias em pacientes edêntulos ou parcialmente edêntulos, sendo os factores gerais sistémicos e locais responsáveis pela variação da quantidade e do padrão de reabsorção do osso alveolar.

- Os factores gerais incluem a presença de anomalias nutricionais e de doença óssea sistémica, como a osteoporose, a disfunção endócrina ou qualquer outra condição sistémica que possa afetar o metabolismo ósseo.

- Os factores locais que afectam a reabsorção do rebordo alveolar incluem as técnicas de alveloplastia utilizadas na altura da remoção do dente e o trauma localizado associado à perda de osso alveolar.

A substituição protética de dentes perdidos ou congenitamente ausentes envolve frequentemente a preparação cirúrgica dos restantes tecidos orais para suportar a melhor substituição protética possível. Muitas vezes, as estruturas orais, como os anexos frenais e a exostose, não têm qualquer significado quando os dentes estão presentes, mas tornam-se obstáculos à construção correta do aparelho protético após a perda dos dentes. O desafio da reabilitação protética do paciente inclui a restauração da melhor função mastigatória possível, combinada com a restauração ou melhoria da estética dentária e facial. A preservação máxima dos tecidos duros e moles durante a cirurgia pré-protética também é obrigatória. Uma vez perdidos, os tecidos orais são difíceis de substituir.

O objetivo da cirurgia pré-protética é criar estruturas de suporte adequadas para a colocação subsequente de aparelhos protéticos. O melhor suporte de prótese tem as seguintes onze caraterísticas

1. Sem evidência de condições patológicas intra-orais ou extra-orais

2. Relação correta entre as arcadas maxilares nas dimensões antero-posterior, transversal e vertical

3. Processos alveolares tão grandes quanto possível e com a configuração correta (a forma ideal do processo alveolar é uma crista larga em forma de U, com os componentes verticais tão paralelos quanto possível)

4. Ausência de protuberâncias ósseas ou de tecidos moles

5. Forma adequada da abóbada palatina

6. Entalhe correto da tuberosidade posterior

7.   Mucosa queratinizada adequadamente aderida na área de suporte da prótese primária

8.   Profundidade vestibular adequada para a extensão da prótese

9.   Resistência acrescida nos casos em que possa ocorrer uma fratura mandibular

10.   Proteção do feixe neurovascular

11.   Suporte ósseo adequado e cobertura de tecidos moles anexada para facilitar a colocação do implante, quando necessário

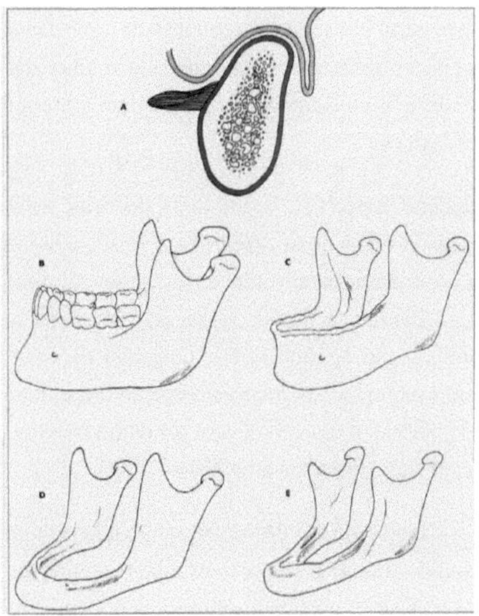

Fig-1(A-E)

Fig-1(A) forma ideal do processo alveolar na área de suporte da prótese. B-E) representação esquemática da progressão da reabsorção óssea na mandíbula após a extração do dente

PRINCÍPIOS DE AVALIAÇÃO DO PACIENTE E PLANEAMENTO DO TRATAMENTO

Antes de qualquer tratamento cirúrgico ou protético, deve ser efectuada uma avaliação exaustiva dos problemas a resolver e elaborado um plano de tratamento pormenorizado para cada paciente. É imperativo que nenhum procedimento cirúrgico preparatório seja efectuado sem uma compreensão clara do desenho pretendido para a prótese final. O tratamento cirúrgico pré-protético deve começar com uma história completa e um exame físico do paciente. Uma avaliação minuciosa do estado geral de saúde é especialmente importante quando se consideram técnicas cirúrgicas pré-protésicas mais avançadas, porque muitas das abordagens descritas requerem anestesia geral, cirurgia no local do dador para colher material de enxerto autógeno e múltiplos procedimentos cirúrgicos.

Também deve ser dada atenção específica a possíveis doenças sistémicas que possam ser responsáveis pelo grave grau de reabsorção óssea. As análises laboratoriais, como os níveis séricos de cálcio, fosfato, hormona paratiroide e fosfatase alcalina, podem ser úteis na identificação de potenciais problemas metabólicos que possam afetar a reabsorção óssea. Um aspeto extremamente importante da anamnese é a obtenção de uma ideia clara da queixa principal do doente e das suas expectativas relativamente ao tratamento cirúrgico e protésico. Os objectivos estéticos e funcionais do doente devem ser cuidadosamente avaliados e deve ser determinado se essas expectativas podem ser satisfeitas.

Os factores psicológicos e a adaptabilidade dos doentes são determinantes importantes da sua capacidade de funcionar adequadamente com próteses totais ou parciais. As informações sobre o sucesso ou insucesso com aparelhos protéticos anteriores podem ser úteis para determinar a atitude do doente em relação ao tratamento protético e a sua adaptabilidade ao mesmo.

A história deve incluir informações importantes, tais como o estado de risco do doente para a cirurgia, com especial ênfase nas doenças sistémicas que possam afetar a cicatrização dos tecidos moles ou ósseos. Um exame intra-oral e extra-oral do doente deve incluir uma avaliação das relações dentárias existentes, se existirem, a quantidade e o contorno do osso remanescente, a qualidade dos tecidos moles que cobrem a área de suporte da prótese primária, a profundidade vestibular, a localização das ligações musculares, as relações dos maxilares e a presença de condições patológicas ósseas ou dos tecidos moles.

AVALIAÇÃO DO TECIDO ÓSSEO DE SUPORTE

O exame do osso de suporte deve incluir inspeção visual, palpação, exame radiográfico e, em alguns casos, avaliação de modelos. As anomalias do osso remanescente podem muitas vezes ser avaliadas durante a inspeção visual; no entanto, devido à reabsorção óssea e à localização das ligações musculares ou dos tecidos moles, muitas anomalias ósseas podem ser ocultadas. É necessária a palpação de todas as áreas da maxila e da mandíbula, incluindo a área de suporte da prótese primária e a área vestibular.

A avaliação da área portadora de prótese do maxilar inclui uma avaliação geral da forma da crista óssea. Não devem ser permitidos cortes ósseos ou protuberâncias ósseas grosseiras que bloqueiem o trajeto de inserção da prótese na área do rebordo alveolar, do vestíbulo bucal ou da abóbada palatina. Os toros palatinos que requerem modificação devem ser registados. Deve existir um entalhe pós-tuberosidade adequado para a estabilidade da prótese posterior e vedação periférica. O restante rebordo mandibular deve ser avaliado visualmente quanto à forma e contorno gerais do rebordo, irregularidades grosseiras do rebordo, toros e exostose vestibular.

Nos casos de reabsorção moderada a grave do osso alveolar, o contorno do rebordo não pode ser adequadamente avaliado apenas por inspeção visual. As ligações musculares e mucosas junto à crista do rebordo podem ocultar a anatomia óssea subjacente, particularmente na área da mandíbula posterior, onde pode ser frequentemente palpada uma depressão entre a linha oblíqua externa e as áreas do rebordo milo-hióideo. A localização do forame mentoniano e do feixe neurovascular mentoniano pode ser palpada em relação ao aspeto superior da mandíbula, e podem ser observados distúrbios neurosensoriais. A avaliação da relação inter-arcos da maxila e da mandíbula é extremamente importante e inclui um exame das relações ântero-posteriores e verticais, bem como quaisquer possíveis assimetrias esqueléticas que possam existir entre a maxila e a mandíbula.

Em pacientes parcialmente edêntulos, a presença de dentes ou segmentos hipererupcionados ou mal posicionados também deve ser observada. A relação anteroposterior deve ser avaliada com o paciente na dimensão vertical correta. O fechamento excessivo da mandíbula pode resultar numa relação esquelética de classe Il1, mas pode parecer normal se for avaliada com a mandíbula na posição postural correta. As radiografias cefalométricas laterais e posteroanteriores com os maxilares na posição postural correta podem ser úteis para confirmar uma discrepância esquelética. Deve ser prestada especial atenção à distância entre arcos, particularmente nas áreas posteriores, onde o excesso vertical da tuberosidade, seja tecido ósseo ou tecido mole, pode interferir com o espaço necessário para a colocação de uma prótese corretamente construída. As radiografias adequadas são uma parte importante do diagnóstico inicial e do plano de tratamento. As radiografias devem revelar lesões patológicas ósseas, dentes impactados ou porções de raízes remanescentes, o padrão ósseo do rebordo alveolar e o tamanho e pneumatização do seio maxilar.

As radiografias cefalométricas também podem ser úteis para avaliar a configuração transversal da área da crista mandibular anterior e as relações das cristas. Para avaliar a relação das cristas nas dimensões vertical e antero-posterior, será necessário obter a radiografia cefalométrica na dimensão vertical adequada. Isto pode exigir o ajuste ou a reconstrução de próteses para esta posição ou a confeção de aros de mordida devidamente ajustados para serem utilizados para o posicionamento no momento em que a radiografia é tirada. Estudos radiográficos mais sofisticados, como tomografias ou tomografias computorizadas (TC), podem fornecer mais informações. As tomografias computorizadas são particularmente úteis para avaliar a anatomia transversal do maxilar, incluindo a forma da crista e a anatomia do seio maxilar. A anatomia transversal da mandíbula pode ser avaliada com maior precisão, incluindo a localização do nervo alveolar inferior.

AVALIAÇÃO DOS TECIDOS MOLES DE SUPORTE

A avaliação da qualidade do tecido da área portadora de prótese primária sobre o rebordo alveolar é da maior importância. A quantidade de tecido queratinizado firmemente ligado ao osso subjacente na área portadora de prótese deve ser distinguida do tecido pouco queratinizado ou livremente móvel. A palpação revela tecido fibroso hipermóvel, inadequado para uma base de dentadura estável. As áreas vestibulares devem estar livres de alterações inflamatórias, tais como áreas cicatrizadas ou ulceradas causadas pela pressão da prótese ou tecido hiperplásico resultante de uma prótese mal ajustada. O tecido na profundidade do vestíbulo deve ser flexível e sem irregularidades, para uma vedação periférica máxima da prótese.

A avaliação da profundidade vestibular deve incluir a manipulação manual dos anexos musculares adjacentes. Ao tensionar o tecido mole adjacente à área do rebordo alveolar, o dentista pode observar as ligações musculares ou de tecido mole (incluindo a frena) que se aproximam da crista do rebordo alveolar e que são frequentemente responsáveis pela perda de vedação periférica da prótese durante a fala e a mastigação.

Avaliação do tecido mole de suporte A avaliação da qualidade do tecido da área de suporte da prótese primária sobre o rebordo alveolar é da maior importância. A quantidade de tecido queratinizado firmemente ligado ao osso subjacente na área de suporte da prótese deve ser distinguida do tecido pouco queratinizado ou livremente móvel. A palpação revela tecido fibroso hipermóvel, inadequado para uma base de dentadura estável. As áreas vestibulares devem estar livres de alterações inflamatórias, tais como áreas cicatrizadas ou ulceradas causadas pela pressão da prótese ou tecido hiperplásico resultante de uma prótese mal ajustada. O tecido na profundidade do vestíbulo deve ser flexível e sem irregularidades, para uma vedação periférica máxima da prótese.

A avaliação da profundidade vestibular deve incluir a manipulação manual dos anexos musculares adjacentes. Ao tensionar o tecido mole adjacente à área do rebordo alveolar, o dentista pode observar as ligações musculares ou de tecido mole (incluindo a frena) que se aproximam da crista do rebordo alveolar e que são frequentemente responsáveis pela perda de vedação periférica da prótese durante a fala e a mastigação.

O aspeto lingual da mandíbula deve ser inspeccionado com um espelho bucal na área linguo-vestibular para determinar o nível de fixação do músculo milo-hióideo em relação à crista do rebordo mandibular e a fixação do músculo genioglosso na mandíbula anterior. A profundidade linguo-vestibular deve ser avaliada com a língua em várias posições, porque o movimento da língua acompanhado pela elevação dos músculos milo-hióideo e genioglosso é uma causa comum de movimento e deslocação da prótese inferior.

PLANEAMENTO DO TRATAMENTO

Antes de qualquer intervenção cirúrgica, deve ser formulado um plano de tratamento para os problemas orais identificados pelo doente. O dentista responsável pela construção da prótese deve assumir a responsabilidade de procurar uma consulta cirúrgica quando necessário. A manutenção a longo prazo do osso e dos tecidos moles subjacentes, bem como dos aparelhos protéticos, deve ser sempre tida em conta.

Quando existe uma atrofia óssea grave, o tratamento deve ser direcionado para a correção da deficiência óssea e para a alteração dos tecidos moles associados. Quando existe tecido ósseo adequado, apesar da atrofia alveolar, a melhoria da área de suporte da prótese pode ser conseguida quer tratando diretamente a deficiência óssea, quer compensando-a com cirurgia dos tecidos moles. O plano de tratamento mais adequado deve considerar a altura, a largura e o contorno do rebordo. Vários outros factores também devem ser considerados:

Num doente mais velho em que se tenha verificado uma reabsorção óssea moderada, a cirurgia dos tecidos moles pode ser suficiente para melhorar a função da prótese.

Num doente extremamente jovem que tenha sofrido o mesmo grau de atrofia, podem ser indicados procedimentos de aumento ósseo.

O papel dos implantes pode alterar a necessidade de modificação cirúrgica do osso ou dos tecidos moles. O planeamento apressado do tratamento, sem ter em consideração os resultados a longo prazo, pode muitas vezes resultar na perda desnecessária de osso ou tecido mole e no funcionamento incorreto do aparelho protético. Por exemplo, quando parece haver um excesso de tecido mole sobre a área do rebordo alveolar, o plano de tratamento mais adequado a longo prazo pode envolver o enxerto de osso ou de um material aloplástico, como a hidroxiapatite (HA), para melhorar o contorno do rebordo alveolar ou suportar implantes endósseos.

A manutenção do tecido mole redundante pode ser considerada necessária para melhorar os resultados do procedimento de enxerto. Se este tecido fosse removido sem qualquer consideração dos possíveis benefícios a longo prazo de um procedimento de enxerto, perder-se-ia tanto a oportunidade de melhorar a função imediata como a oportunidade de manter a longo prazo o tecido ósseo e o tecido mole.

Isto é especialmente verdadeiro para a conservação de. A gengiva e os tecidos moles queratinizados, que proporcionam um melhor ambiente para o implante. A preparação cirúrgica pré-protética das áreas de suporte da prótese começa cedo na sequência do tratamento. Pode ser desejável adiar os procedimentos definitivos dos tecidos moles até que os problemas ósseos subjacentes tenham sido adequadamente resolvidos.

Deve ser tomada uma decisão definitiva sobre a necessidade de aumento ósseo antes de considerar a cirurgia de tecidos moles. Se for indicado um aumento ósseo ou aloplástico, o aumento máximo depende frequentemente da disponibilidade de tecido mole adjacente para proporcionar uma cobertura do enxerto sem tensão. A cirurgia dos tecidos moles deve ser adiada até que o enxerto de tecido duro e a cicatrização adequada tenham ocorrido. No entanto, quando não é necessário enxerto ósseo ou aloplástico ou outro tratamento mais complexo de anomalias ósseas, tanto a preparação óssea como a dos tecidos moles podem ser concluídas em simultâneo, o estado de saúde do doente deve ser cuidadosamente avaliado, porque a cirurgia pode exigir hospitalização, anestesia geral, cirurgia no local do dador e mais do que um procedimento cirúrgico oral. A capacidade e a vontade do doente de se submeter a estes procedimentos cirúrgicos, incluindo possíveis períodos longos sem próteses durante as fases de cicatrização, devem ser consideradas.

CLASSIFICAÇÃO 1

TIPOS DE CIRURGIA PRÉ-PROTÉTICA
- RESPECTIVA
- RECONTOURING
- AUGUMENTAÇÃO

ÁREAS ENVOLVIDAS
- TECIDOS ÓSSEOS
- TECIDOS MACIOS

CATEGORIA DO DOENTE
- PACIENTE COMPLETAMENTE DESDENTADO
- PACIENTE PARCIALMENTE DESDENTADO

ALTERAÇÃO DO OSSO ALVEOLAR
- ELIMINAÇÃO DE ELEMENTOS / CONTORNOS INDESEJÁVEIS
- PLASTIA ÓSSEA / MODELAÇÃO / RECONTORNO
- REDUÇÃO DE OSSOS
- REPOSICIONAMENTO ÓSSEO
- EXTRAÇÃO DE OSSOS

MODIFICAÇÕES DOS TECIDOS MOLES
- PLASTIA / RECONTORNO DE TECIDOS MOLES
- REDUÇÕES DE TECIDOS MOLES
- EXCISÕES DE TECIDOS SOFGT
- REPOSICIONAMENTO DE TECIDOS MOLES
- ENXERTOS DE TECIDOS MOLES

CLASSIFICAÇÃO 2

PROCEDIMENTOS DE CORRECÇÃO DE CRISTAS

CORRECÇÃO DOS TECIDOS DUROS

- ALVELOPLASTY
- ALVEOLECTOMIA

REDUÇÃO DE,

- TUBÉRCULOS GENIAIS
- CRISTA MILOHIÓIDE
- TUBEROSIDADE MAXILAR

CORRECÇÃO DE EXOSTOSES DE TOROS

FRENECTOMIA PARA CORRECÇÃO DE TECIDOS MOLES
- LABIAL
- LINGUAL
- EXCISÃO DE TECIDOS HIPERTRÓFICOS

PROCEDIMENTOS DE EXTENSÃO DE CUMEEIRA

- VESTIBULOPLASTIA

PROCEDIMENTOS DE AUMENTO DO REBORDO

- FRONTEIRA SUPERIOR
- FRONTEIRA INFERIOR
- ENXERTO INTERPOSICIONAL
- OSTEOTOMIA DA VISEIRA
- COMBINADA COM CIRURGIA ORTOGNÁTICA

ANOMALIAS DOS TECIDOS DUROS

ALVEOLOPLASTIA

☐ ALVELOPLASTIA SIMPLES ASSOCIADA À REMOÇÃO DE DENTES MÚLTIPLOS / PRIMÁRIOS

☐ ALVEOLOPLASTIA INTERSEPTAL/INTERCORTICAL

☐ ALVELOPLASTIA SECUNDÁRIA

ALVEOLOPLASTIA PRIMÁRIA

☐ Conservação do osso alveolar

☐ Compressão digital do alvéolo após a extração

☐ Se houver cortes ósseos, redução cirúrgica conservadora

☐ Retalho muco-periosteal, redução bucal, encerramento primário

CUIDADO

- Não distorce os tecidos moles

- Não diminuir a profundidade do vestíbulo bucal

Uma alveoloplastia [syn. Alveoplastia] é um procedimento cirúrgico que envolve o alisamento e a remodelação do maxilar do paciente, onde os dentes foram extraídos ou removidos.

O OBJECTIVO DO PROCEDIMENTO

1. Quando realizado antes da construção da prótese, é utilizado para otimizar a forma do osso maxilar do paciente para evitar complicações durante a inserção, estabilidade e retenção.

2. Se for realizada em associação com extracções de dentes, forma um formato de maxilar, facilitando assim o processo de cicatrização.

3. Ajuda na colocação bem sucedida de futuras restaurações protéticas. Uma cicatrização mais rápida é importante nos doentes com cancro que estão a receber mais radiação, o que leva à xerose das glândulas salivares, reduzindo o fluxo sanguíneo e conduzindo à osteorradionecrose. A radioterapia não pode ser iniciada enquanto as cavidades de extração não estiverem cicatrizadas

OBJECTIVOS

1   As cristas que são largas e planas com altura vertical são paredes ósseas paralelas e não subcortadas.

2   Uma cobertura mucosa firme e resistente com sulcos bucais e linguais bem formados, não interrompidos por cicatrizes, frenas ou dobras de tecido redundantes.

3   Distância inter-arcos de 16-18 mm, o que permite uma colocação óptima da prótese

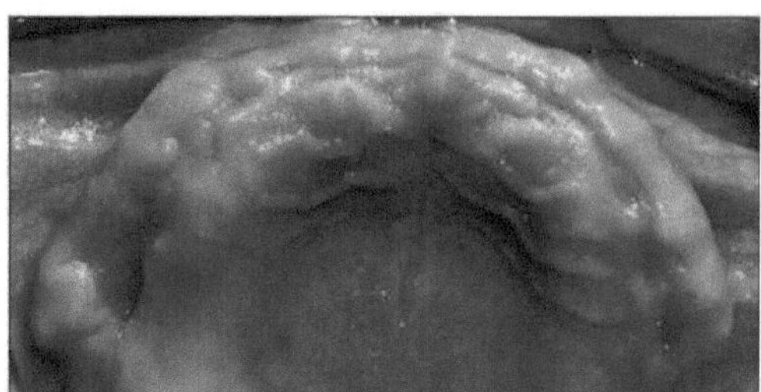

Fig-2 Fotografia pré-operatória

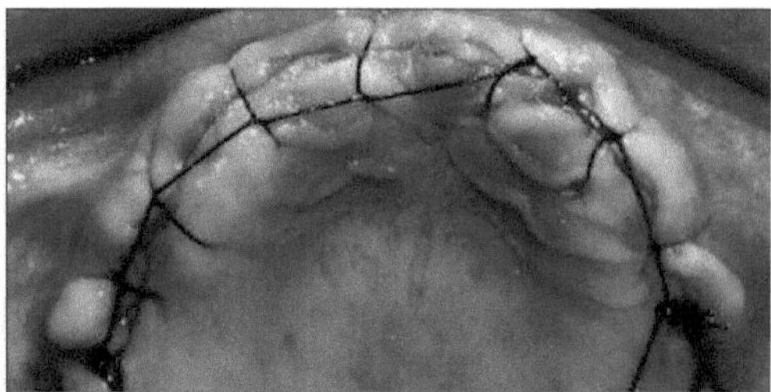

Fig-3 Alveoloplastia da maxila com sutura contínua

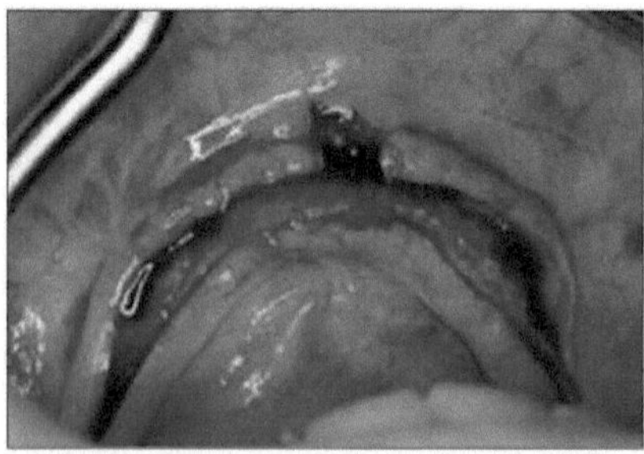

Fig-4 Procedimento de alveoloplastia

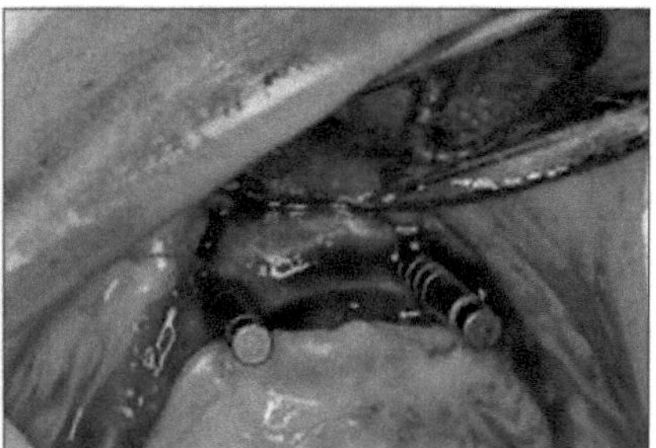
Fig -5 Procedimento de implante

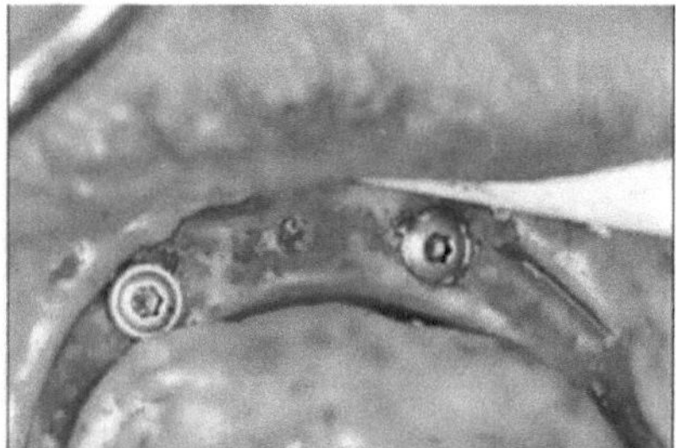
Fig -6 Alveoloplastia terminada com dois implantes

ALVEOLPLASTIA INTRASEPTAL

- Sem aba levantada

- Remoção do osso intra-septal

- A placa bucal é fracturada por pressão digital

Vantagens

- Manutenção da ligação periosteal à placa labial do osso

- Menos reabsorção óssea pós-operatória

- Pode diminuir o rebaixo bucal ao reduzir a altura óssea do rebordo alveolar

Uma alternativa à remoção das irregularidades do rebordo alveolar através da técnica de alveoloplastia simples é a utilização de uma alveoloplastia intra-septal, ou técnica de Dean, que envolve o osso cortical labial, em vez da remoção de áreas excessivas ou irregulares do córtex labial. Esta técnica é melhor utilizada numa área em que o rebordo tem um contorno relativamente regular e uma altura adequada, mas apresenta um corte inferior à profundidade do vestíbulo labial devido à configuração do rebordo alveolar.

Pode ser efectuada no momento da remoção do dente ou no período inicial de cicatrização pós-operatória. Após a exposição da crista do rebordo alveolar por reflexão do mucoperiósteo, pode ser utilizado um pequeno rongeur para remover a porção intra-septal do osso alveolar. Após a remoção adequada do osso, a pressão digital deve ser suficiente para fraturar a placa labio-cortical do rebordo alveolar para dentro, de modo a aproximar-se mais da área da placa palatina.

Ocasionalmente, pequenos cortes verticais em cada extremidade da placa labiocortical facilitarão o reposicionamento do segmento fracturado. Utilizando uma broca ou um osteótomo inserido através da área de extração distal, o córtex labial é marcado sem perfuração da mucosa labial. É necessária uma pressão digital sobre o aspeto labial da crista para determinar quando o corte ósseo está completo e para garantir que a mucosa não é danificada. Após o posicionamento da placa labiocortical, quaisquer áreas ligeiras de irregularidade óssea podem ser contornadas com uma lima de osso e a mucosa alveolar pode ser reaproximada com técnicas de sutura interrompida ou contínua. Pode então ser colocada uma tala ou uma prótese imediata revestida com um material de revestimento macio para manter a posição óssea até ocorrer a cicatrização inicial.

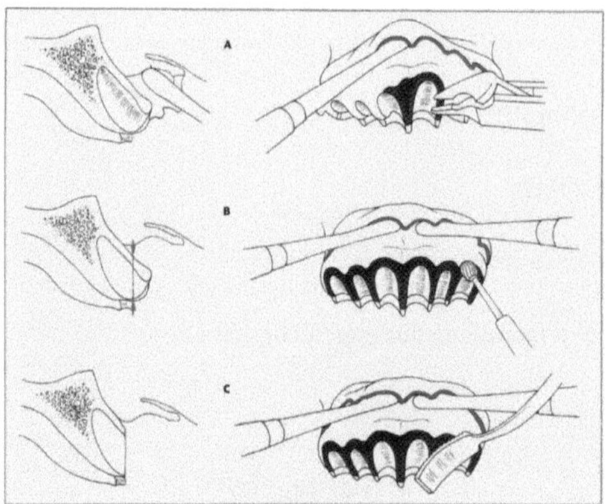

Fig-7(A-C)

A Fig-7 mostra uma alveoloplastia simples que elimina as irregularidades bucais e as áreas de rebaixamento através da remoção do osso labio-cortical (A) elevação do retalho mucoperiosteal, exposição das irregularidades do rebordo alveolar e remoção da irregularidade grosseira com um rongeur (B) a broca de osso numa peça de mão rotativa também pode ser utilizada para remover o osso e alisar a superfície labio-cortical (C) utilização de uma lima de osso para alisar as irregularidades e obter o contorno final desejado.

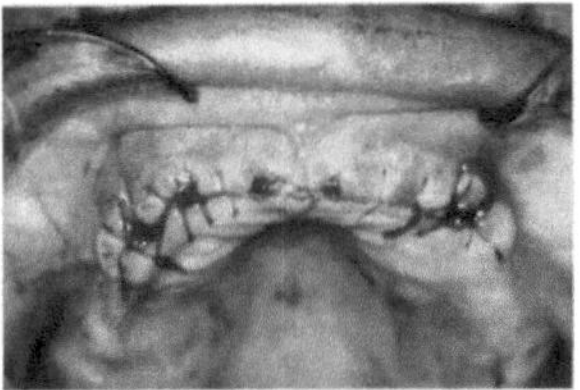

Fig-8-(A)

(A) Aspeto clínico do rebordo maxilar após a remoção dos dentes e antes do recontorno ósseo

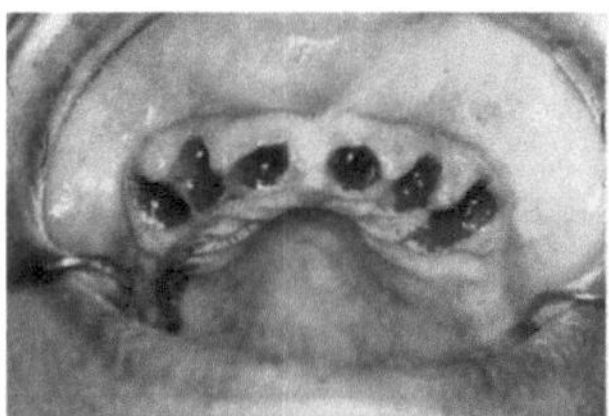

Fig-8-(B)

(B) rebordo alveolar corretamente contornado, sem irregularidades e sem rebaixos ósseos.

A ligação periosteal ao osso subjacente também pode ser mantida, reduzindo assim a reabsorção e a remodelação óssea pós-operatória. Finalmente, as ligações musculares à área do rebordo alveolar podem ser mantidas inalteradas neste tipo de procedimento.

Michael e Barsaun relataram os resultados de um estudo que comparou os efeitos da reabsorção óssea pós-operatória após três técnicas de alveoloplastia. No seu estudo, a extração não cirúrgica, a alveoloplastia labial e uma técnica de alveoloplastia intra-septal foram comparadas para avaliar a reabsorção óssea pós-operatória. Os resultados pós-operatórios iniciais foram semelhantes, mas a melhor manutenção a longo prazo da altura do rebordo alveolar foi conseguida com extracções não cirúrgicas, e a técnica de alveoloplastia intra-septal resultou em menos reabsorção do que a remoção do osso labiocortical para redução das irregularidades do rebordo. A principal desvantagem desta técnica é a diminuição da espessura do rebordo que obviamente ocorre com este procedimento. Se a forma do rebordo remanescente após este tipo de alveoloplastia for excessivamente fina, pode impedir a colocação de implantes no futuro. Por este motivo, a alveoloplastia intra-septal deve reduzir a espessura do rebordo numa quantidade suficiente apenas para reduzir ou eliminar áreas de rebaixamento onde um implante endosteal plano não o faz.

ALVEOLOPLASTIA SECUNDÁRIA

- Aumento ósseo a considerar antes da remoção
- Se for necessária a remoção de osso, preservação máxima do osso alveolar
- Reflexão mínima do retalho para reduzir a reabsorção e a remodelação óssea pós-operatória

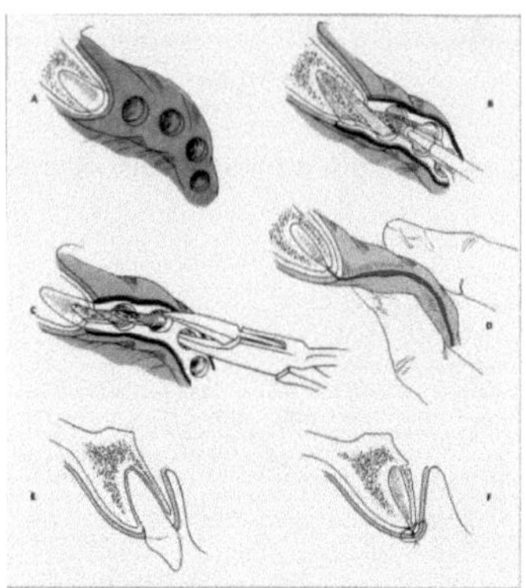

Fig-9(A-F)

Fig-9 Alveoloplastia intraseptal (A) Vista oblíqua do rebordo alveolar demonstrando um ligeiro corte inferior da face (B) Elevação mínima do retalho mucoperiosteal seguida de remoção do osso intraseptal utilizando uma broca de fissura e uma peça de mão (C) Rongeur utilizado para remover o osso intraseptal.(D) Pressão digital utilizada para fraturar o labiocórtex na direção palatina. (E) Vista em corte transversal do processo alveolar (F) Vista em corte transversal do processo alveolar após a remoção do dente e a alveoloplastia intraseptal

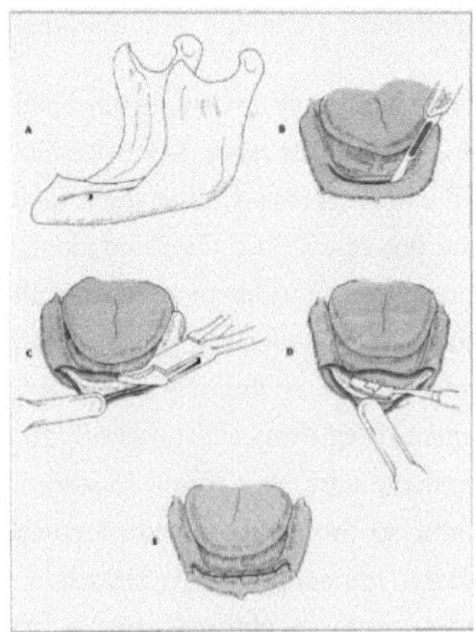

Fig-10(A-E)

Fig-10 Recontorno de um rebordo em forma de faca (A) vista lateral da mandíbula com reabsorção resultando num rebordo alveolar em forma de faca (B) a incisão na crista estende-se 1 cm para além de cada extremidade da área a recontar

(C) rongeur utilizado para eliminar a maior parte da projeção óssea acentuada. (D) lima de osso utilizada para eliminar quaisquer irregularidades menores (E) técnica de sutura contínua para o encerramento da mucosa.

REDUÇÃO DA TUBEROSIDADE MAXILAR

O excesso horizontal ou vertical (ou ambos) da área da tuberosidade maxilar pode resultar de um excesso de osso, de um aumento da espessura dos tecidos moles que cobrem o osso, ou de ambos. Uma radiografia pré-operatória ou uma sondagem selectiva com uma agulha anestésica local são frequentemente úteis para determinar até que ponto o osso e os tecidos moles contribuem para este excesso e para localizar o pavimento do seio maxilar.

O recontorno da área da tuberosidade maxilar pode ser necessário para remover irregularidades da crista óssea ou para criar um espaço inter-arcos adequado, o que permitirá a construção correta de aparelhos protéticos nas áreas posteriores. A cirurgia pode ser efectuada utilizando infiltração de anestésico local ou blocos alveolares póstero-superiores e palatinos maiores. O acesso à tuberosidade para a remoção do osso é efectuado através de uma incisão crestal que se estende até ao aspeto posterior da área da tuberosidade. O aspeto mais posterior desta incisão é frequentemente melhor efectuado com uma lâmina de bisturi n.º 12. 12. A reflexão de um retalho mucoperiosteal de espessura total é completada nas direcções vestibular e palatina para permitir um acesso adequado a toda a área da tuberosidade. O osso pode ser removido utilizando um rongeur de corte lateral ou instrumentos rotativos, tendo o cuidado de evitar a perfuração do pavimento do seio maxilar. Se o seio maxilar for inadvertidamente perfurado, não é necessário qualquer tratamento específico, desde que a membrana do seio não tenha sido violada.

Depois de ter sido removida a quantidade adequada de osso, a área deve ser alisada com uma lima de osso e irrigada abundantemente com soro fisiológico. Os retalhos mucoperiosteais podem então ser readaptados. O excesso de tecido mole sobreposto resultante da remoção do osso é excisado de forma elíptica. É importante um fecho sem tensão sobre esta área, especialmente se o fundo do seio tiver sido perfurado. As suturas devem permanecer no local durante aproximadamente 7 dias. As primeiras impressões de próteses podem ser concluídas aproximadamente 4 semanas após a cirurgia. No caso de uma perfuração grosseira do seio maxilar envolvendo uma abertura na membrana sinusal, recomenda-se a utilização de antibióticos e descongestionantes sinusais no pós-operatório. A penicilina ou um derivado da penicilina (amoxicilina com clavulanato) é normalmente o antibiótico de eleição, exceto se for contraindicado por alergia. Os descongestionantes sinusais, como a pseudoefedrina com ou sem um anti-histamínico, são adequados. Tanto o antibiótico como o descongestionante devem ser administrados durante 7 a 10 dias no pós-operatório. O doente é informado das potenciais complicações e advertido contra a criação de pressão sinusal excessiva, como assoar o nariz ou chupar com uma palhinha durante 10 a 14 dias.

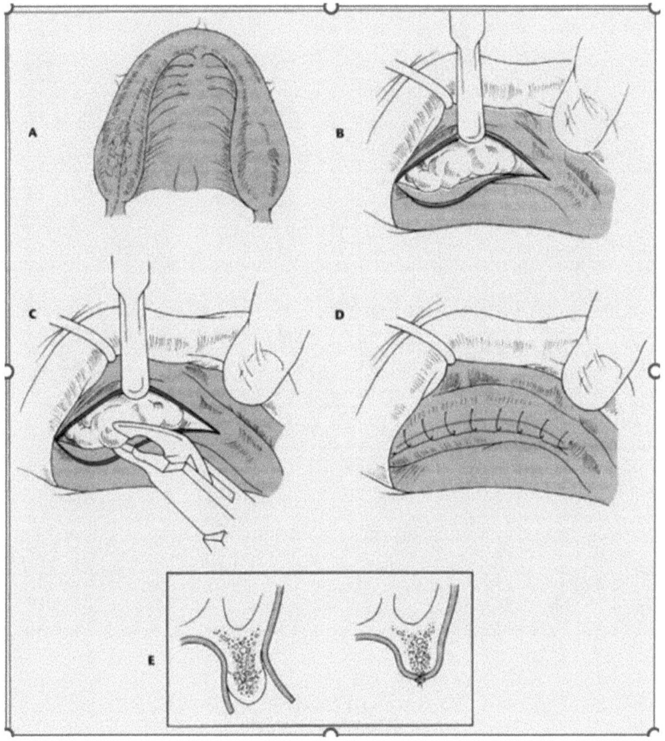

Fig-11(A-E)

Fig-11(A) incisão alargada ao longo da crista do rebordo alveolar, distalmente, até à extensão superior da área da tuberosidade (B) retalho mucoperiosteal elevado proporciona uma exposição adequada a todas as áreas de excesso ósseo (C) rongeur utilizado para eliminar o excesso ósseo (D) tecido reaproximado com a técnica de sutura contínua (E) vista em corte transversal da área da tuberosidade posterior, mostrando a redução vertical do osso e a reposição do retalho mucoperiosteal.

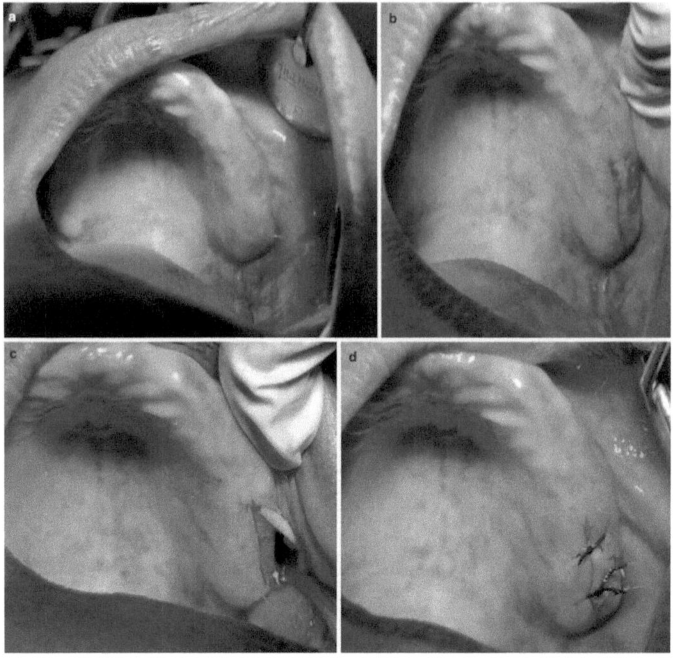

Fig-12(a-d)

Fotografia clínica mostrando (a) tuberosidade bulbosa (b) incisão (c) reflexão do retalho (d) ferida suturada

EXOSTOSE BUCAL E REBAIXAMENTOS EXCESSIVOS

As protuberâncias ósseas excessivas e as áreas de rebaixamento resultantes são mais comuns na maxila do que na mandíbula. Um anestésico local deve ser infiltrado em torno da área que requer redução óssea. No caso da exostose vestibular mandibular, podem também ser necessários bloqueios alveolares inferiores para anestesiar as áreas ósseas. Uma incisão na crista estende-se 1,0 a 1,5 cm para além de cada extremidade da área que requer contorno, e um retalho mucoperiosteal de espessura total é refletido para expor as áreas de exostose óssea. Se não for possível obter uma exposição adequada, são necessárias incisões de libertação vertical para permitir o acesso e evitar o traumatismo do retalho de tecido mole. Se as áreas de irregularidade forem pequenas, o recontorno com uma lima de osso pode ser tudo o que é necessário; as áreas maiores podem necessitar da utilização de um rongeur ou de um instrumento rotativo. Após a conclusão do recontorno ósseo, os tecidos moles são readaptados e a inspeção visual e a palpação asseguram que não existem irregularidades ou cortes ósseos. São utilizadas técnicas de sutura contínua ou interrompida para fechar a incisão nos tecidos moles, e as suturas são removidas em cerca de 7 dias

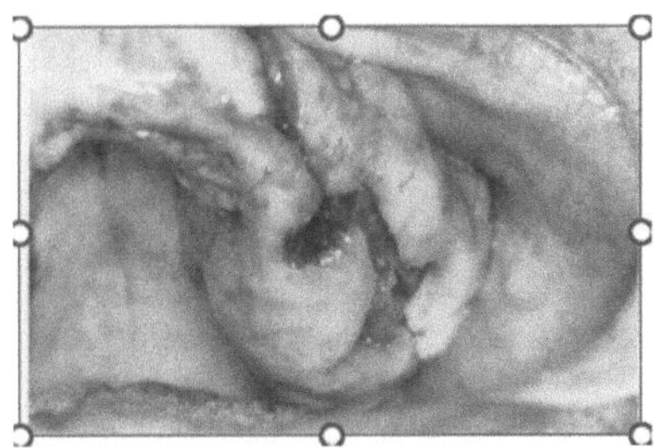

Fig-13

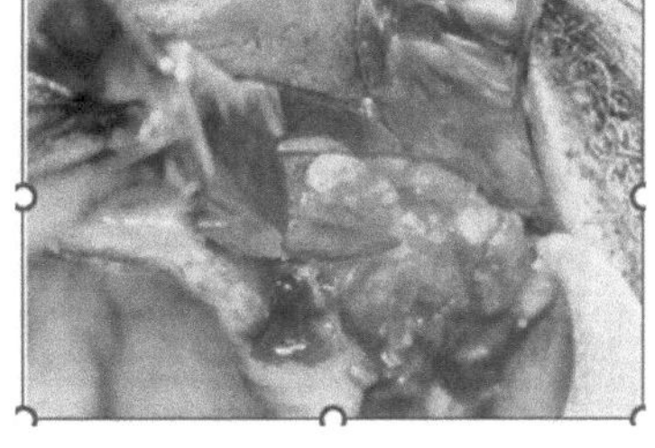

Fig-14

Irregularidades grosseiras da parte bucal Exposição e remoção da parte bucal aspeto da exostose do rebordo alveolar com rongeur

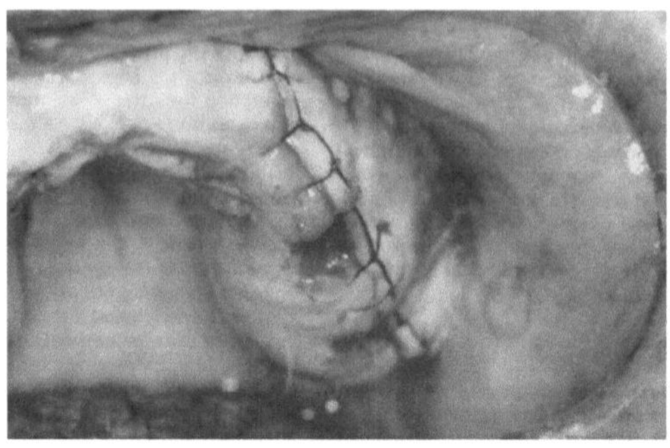

Fig. 15

Mostra o fecho de tecidos moles utilizando a técnica de sutura contínua

As impressões das próteses podem ser efectuadas 4 semanas após a cirurgia. Embora as áreas extremamente grandes de exostose óssea necessitem geralmente de ser removidas, as áreas com pequenos cortes são frequentemente melhor tratadas se forem preenchidas com material ósseo autógeno ou alógeno. Tal situação pode ocorrer na maxila ou mandíbula anterior, onde a remoção da protuberância óssea vestibular resulta numa crista estreita na área do rebordo alveolar e numa área de suporte menos desejável para a prótese, bem como numa área que pode reabsorver mais rapidamente

A infiltração de anestésico local é geralmente suficiente para o preenchimento de áreas de rebaixamento bucal. Após a realização de uma incisão vertical nas áreas anteriores do maxilar ou da mandíbula, é utilizado um pequeno elevador periosteal para criar um túnel subperiosteal que se estende ao longo da área a ser preenchida com enxerto ósseo (Fig. 1 5 A - D). As suturas são removidas aos 7 dias de pós-operatório, e as impressões das próteses podem ser efectuadas 3 a 4 semanas após a cirurgia. Outra técnica que pode ser utilizada para corrigir defeitos de contorno envolve a exposição aberta da área a ser enxertada, a colocação de material de enxerto e a utilização de uma membrana de cobertura sobre o tecido enxertado para facilitar a regeneração óssea guiada

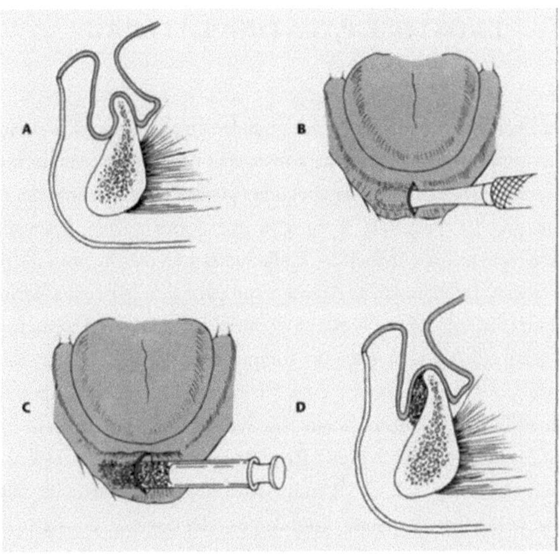

Fig-16(A-D)

Fig-16 (A) Vista em corte transversal da porção anterior da mandíbula que, se fosse corrigida pela remoção do osso labiocortical, resultaria numa crista em gume de faca. (B) É feita uma incisão vertical e é desenvolvido um túnel subperiosteal na profundidade da área não cortada. (C) É colocada uma seringa com hidroxiapatite no túnel subperiosteal. (D) Vista em corte transversal após o preenchimento do defeito com HA.

EXOSTOSE PALATINA LATERAL

O aspeto lateral da abóbada palatina pode ser algo irregular devido à presença de exostose palatina lateral. Isto apresenta problemas na construção de próteses devido ao corte inferior criado pela exostose e ao estreitamento da abóbada palatina. Ocasionalmente, estas exostoses são suficientemente grandes para que a mucosa que cobre a área fique ulcerada, sendo necessário anestésico local na área da incisão. É efectuada uma incisão crestal a partir do aspeto posterior da tuberosidade, estendendo-se ligeiramente para além da área anterior da exostose, que requer recontorno (Fig. 16 A-D). O reflexo do mucoperiósteo na direção palatina deve ser realizado com atenção cuidadosa à área do forame palatino para evitar danos nos vasos sanguíneos à medida que saem do forame e se estendem para a frente. Após uma exposição adequada, pode ser utilizado um instrumento rotativo ou uma lima de osso para remover o excesso de projeção óssea nesta área. A área é irrigada com solução salina estéril e fechada com suturas contínuas ou interrompidas. Em geral, não é necessária qualquer tala cirúrgica ou tampão, e os tecidos moles aparentemente redundantes adaptar-se-ão após este procedimento

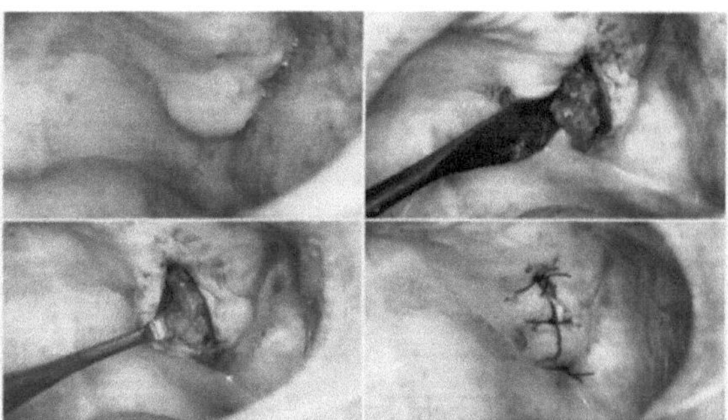

Fig-17(A-D)

Fig-17(A) Pequena exostose palatina que interfere com a construção correta da prótese nesta área (B) incisão da crista e reflexão do retalho mucoperiosteal para expor a exostose palatina (C) utilização de lima óssea para remover o excesso ósseo (D) encerramento do tecido mole

REDUÇÃO DA CRISTA MILOHIÓIDE

Uma das áreas mais comuns que interfere com a construção correta da prótese na mandíbula é a área da crista milo-hióidea. Para além da crista óssea propriamente dita, com a sua cobertura de mucosa da rina facilmente danificada, a ligação muscular a esta área é frequentemente responsável pela deslocação da prótese. Quando esta crista é extremamente afiada, a pressão da prótese pode produzir uma dor significativa nesta área. (A deslocação do músculo milo-hióideo para melhorar esta condição é discutida mais tarde neste capítulo). Em casos de reabsorção severa, a linha oblíqua externa e a área da crista milo-hióidea podem, na verdade, formar as áreas mais proeminentes da mandíbula posterior, com a porção média da crista mandibular existindo como uma estrutura côncava. Nestes casos, o aumento do aspeto posterior da mandíbula, em vez da remoção do rebordo milo-hióideo, pode ser benéfico.

No entanto, alguns casos podem ser melhorados através da redução da área do rebordo milo-hióideo. São necessários bloqueios dos nervos alveolar inferior, bucal e lingual para a redução do rebordo milo-hióideo. É efectuada uma incisão linear sobre a crista do rebordo no aspeto posterior da mandíbula. Deve ser evitada a extensão da incisão demasiado longe para o aspeto lingual, porque isso pode causar um potencial traumatismo do nervo lingual. É refletido um retalho mucoperiosteal de espessura total, que expõe a área do rebordo milo-hióideo e as ligações do músculo milo-hióideo (Fig.17A-C). As fibras do músculo milo-hióideo são removidas da crista através de uma incisão acentuada da fixação muscular na área de origem óssea. Quando o músculo é libertado, a gordura subjacente é visível no campo cirúrgico. Após a reflexão do músculo, pode ser utilizado um instrumento rotativo com proteção cuidadosa dos tecidos moles ou uma lima de osso para remover a proeminência acentuada do rebordo milo-hióideo. A substituição imediata da prótese é desejável, porque pode ajudar a facilitar uma deslocação mais inferior da ligação muscular; no entanto, isto é algo imprevisível e pode ser melhor gerido através de um procedimento para baixar o pavimento da boca.

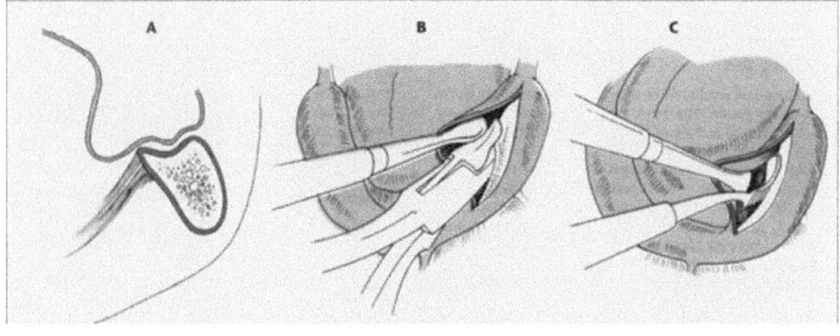

Fig-18(A-C)

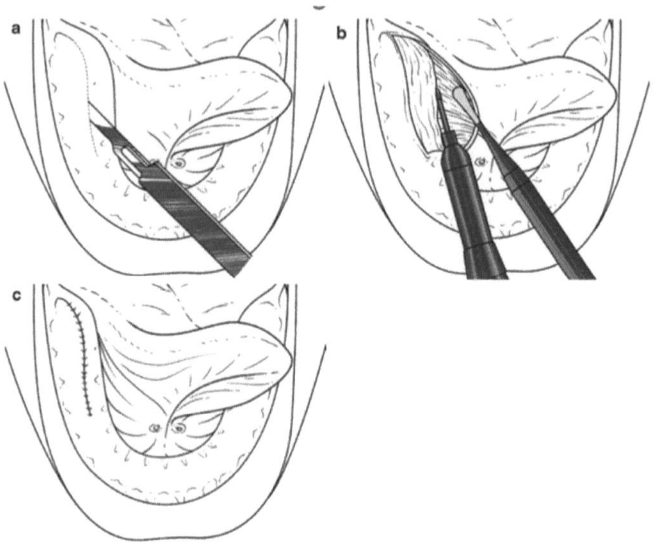

Fig-19 (A-C) Mostra a redução do rebordo milo-hióideo

(A) Incisão ao longo da crista do rebordo (B) retalho levantado e osso aparado (C) sutura da incisão

REDUÇÃO DO TUBÉRCULO GENIAL

À medida que a mandíbula começa a sofrer reabsorção, a área de fixação do músculo genioglosso na porção anterior da mandíbula pode tornar-se cada vez mais proeminente. Nalguns casos, o tubérculo pode realmente funcionar como uma prateleira contra a qual a prótese pode ser construída, mas normalmente requer uma redução para construir a prótese corretamente. Antes de ser tomada a decisão de remover esta proeminência, deve ser considerada a possibilidade de aumentar a porção anterior da mandíbula em vez de reduzir o tubérculo geniano. Se o aumento for o tratamento preferido, o tubérculo deve ser deixado para adicionar suporte ao enxerto nesta área.

A infiltração de anestésico local e o bloqueio bilateral do nervo lingual devem proporcionar uma anestesia adequada. É efectuada uma incisão na crista de cada área pré-molar até à linha média da mandíbula. Um retalho mucoperiosteal de espessura total é dissecado lingualmente para expor o tubérculo genial. A fixação do músculo genioglosso pode ser removida através de uma incisão afiada. O alisamento com uma broca ou um rongeur seguido de uma lima de osso remove o tubérculo genial. O músculo genioglosso é deixado para se fixar novamente de forma aleatória. Tal como acontece com o músculo milo-hióideo e a redução do rebordo milo-hióideo, um procedimento para baixar o pavimento da boca também pode beneficiar a mandíbula anterior.

REMOÇÃO DE TORI TORI MAXILAR

Os toros maxilares consistem na formação de exostoses ósseas na área do palato. A origem dos toros maxilares não é clara. Eles são encontrados em 20% da população feminina, aproximadamente o dobro da prevalência nos homens.9 Os toros podem ter várias formas e configurações, variando de uma única elevação lisa a uma massa óssea pedunculada multiloculada. Os toros apresentam poucos problemas quando a dentição maxilar está presente e apenas ocasionalmente interferem com a fala ou tornam-se ulcerados devido a traumas frequentes no palato. No entanto, quando a perda de dentes exige a construção de próteses totais ou parciais, os toros frequentemente interferem com o desenho e a função adequados da prótese. Quase todos os toros maxilares grandes devem ser removidos antes da construção de uma prótese total ou parcial. Os toros mais pequenos podem muitas vezes ser deixados, porque não interferem com a construção ou função da prótese. Mesmo os toros mais pequenos necessitam de ser removidos quando são irregulares, extremamente recortados, ou na área onde seria expetável um selamento palatino posterior. Os bloqueios bilaterais do palato maior e do incisivo e a infiltração local proporcionam a anestesia necessária para a remoção dos toros. Geralmente, é necessária uma incisão linear na linha média do toro com incisões oblíquas de libertação vertical numa ou em ambas as extremidades. Como a mucosa sobre esta área é extremamente fina, é necessário ter cuidado para refletir o tecido do osso subjacente, uma tarefa particularmente difícil quando os toros são multiloculados.

Por vezes, pode ser utilizado um retalho palatino completo para a exposição dos toros. É efectuada uma incisão ao longo da crista da crista quando o doente é edêntulo ou é utilizada uma incisão sulcular palatina quando estão presentes dentes. A reflexão dos tecidos com este tipo de incisão é muitas vezes muito difícil se os toros tiverem grandes cortes inferiores onde a exostose óssea está fundida com o palato. Quando estão presentes toros com uma pequena base pedunculada, pode ser utilizado um osteótomo e um martelo para remover a massa óssea. No caso de toros maiores, normalmente é melhor seccioná-los em múltiplos fragmentos com uma broca numa peça de mão rotativa. Deve ser dada especial atenção à profundidade dos cortes, para evitar a perfuração do pavimento do nariz. Após a secção, as porções individuais do toro podem ser removidas com um martelo e um osteótomo ou um rongeur; em seguida, a área pode ser alisada com uma broca de osso grande. Não é necessário remover toda a projeção óssea, mas deve ser criada uma área regular e lisa, sem rebaixamentos, sem extensão para a área onde seria colocado um vedante palatino posterior. O tecido é readaptado por pressão do dedo e inspeccionado para determinar a quantidade de mucosa em excesso que pode necessitar de ser removida. É importante reter tecido suficiente para permitir um fecho sem tensão em toda a área de osso exposto. A mucosa é reaproximada e suturada; é frequentemente necessária uma técnica de sutura interrompida, porque a mucosa fina pode não reter bem as suturas. Para evitar a formação de hematoma, deve ser colocado algum tipo de penso de pressão sobre a área da abóbada palatina. Uma prótese temporária ou uma tala pré-fabricada com um revestimento macio colocado no centro do palato para evitar a necrose por pressão também pode ser usada para apoiar a mucosa fina e evitar a formação de hematoma. As principais complicações da remoção dos toros maxilares incluem a formação de hematoma pós-operatório, fratura ou perfuração do assoalho do nariz e necrose do retalho. Os cuidados locais, incluindo irrigação vigorosa, boa higiene e suporte com condicionadores de tecidos moles na tala ou prótese, geralmente proporcionam um tratamento adequado.

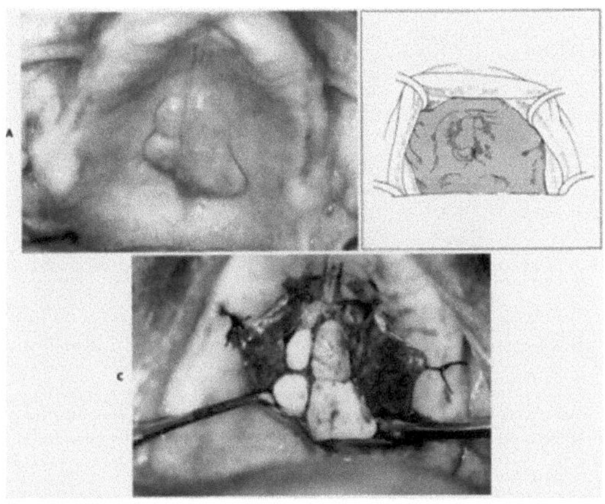

Fig-20 (A-C)

Fig-20 (A) Aspeto típico do tórus maxilar (B) incisão na linha média com incisões de libertação oblíquas ântero-posteriores (C) retalhos mucoperiosteais retraídos com suturas de seda para melhorar o acesso a todas as áreas do tórus

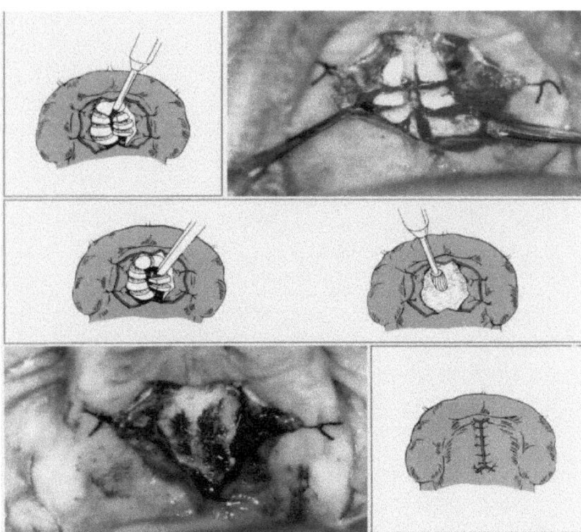

Fig-21 (D-I) Remoção de toros maxilares

41

(D & E) seccionamento do toro com broca de fissura, (F) pequeno osteótomo utilizado para remover secções do toro (G & H) broca de osso grande utilizada para produzir o contorno final desejado (I)

TOROS MANDIBULARES

Os toros mandibulares são protuberâncias ósseas no aspeto lingual da mandíbula que ocorrem normalmente na área dos pré-molares. As origens desta exostose óssea são incertas, e os crescimentos podem aumentar lentamente de tamanho. Ocasionalmente, toros extremamente grandes interferem com a fala normal ou com a função da língua durante a alimentação, mas esses toros raramente requerem remoção quando os dentes estão presentes. Após a remoção dos dentes inferiores e antes da construção de próteses parciais ou completas, pode ser necessário remover os toros mandibulares para facilitar a construção da prótese. As injecções bilaterais linguais e alveolares inferiores proporcionam uma anestesia adequada para a remoção dos toros.

Deve ser efectuada uma incisão na crista da crista, estendendo-se 1 a 1,5 cm para além de cada extremidade dos toros a reduzir. Quando se pretende remover toros bilaterais em simultâneo, é preferível deixar uma pequena faixa de tecido presa na linha média entre a extensão anterior das duas incisões. Deixar esse tecido preso ajuda a eliminar a potencial formação de hematoma no assoalho anterior da boca e manterá o máximo possível do vestíbulo lingual na área mandibular anterior. Tal como acontece com os toros maxilares, a mucosa sobre os toros linguais é geralmente muito fina e deve ser reflectida cuidadosamente para expor toda a área de osso a ser recontornada. Quando o toro tem uma pequena base pedunculada, pode utilizar-se um martelo e um osteótomo para clivar o toro a partir do aspeto medial da mandíbula. A linha de clivagem pode ser direcionada criando um pequeno canal com uma broca e uma peça de mão antes de utilizar um osteótomo. É extremamente importante assegurar que a direção do canal inicial da broca (ou do osteótomo se for utilizado sozinho) é paralela ao aspeto medial da mandíbula para evitar uma fratura desfavorável do córtex lingual ou inferior. A broca também pode ser utilizada para aprofundar o canal de modo a que um pequeno instrumento possa ser alavancado contra a mandíbula para fraturar o toro lingual e permitir a sua remoção.

Pode então utilizar-se uma broca de osso ou uma lima para alisar o córtex lingual. O tecido deve ser readaptado e palpado para avaliar o contorno e a eliminação de rebaixos. Utiliza-se uma técnica de sutura interrompida ou contínua para fechar as incisões. As compressas de gaze colocadas no pavimento da boca e mantidas durante 12 horas são geralmente úteis para reduzir o edema pós-operatório e a formação de hematomas. No caso de deiscência da ferida ou de osso exposto na área de uma perfuração da mucosa, o tratamento com cuidados locais, incluindo irrigação salina vigorosa e frequente, é geralmente suficiente.

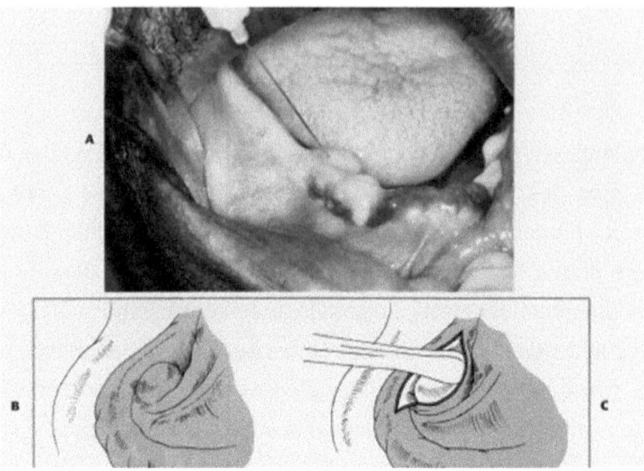

Fig-22(A-C) Exposição dos toros mandibulares

Fig-22(A) Após o bloqueio, é administrado anestésico local O balonamento do mucoperiósteo fino sobre a área dos toros pode ser conseguido colocando o bisel da agulha de anestésico local contra o toro e injectando anestésico local subperiostealmente (B) contorno da incisão crestal (C) exposição do toro

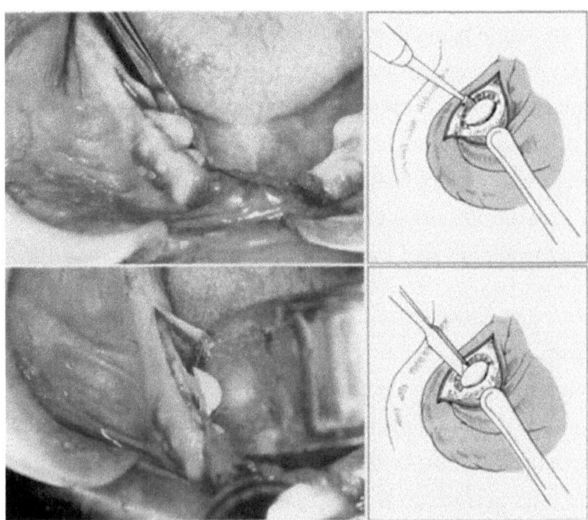

Fig-23(D-G) Remoção de toros mandibulares

Fig-23(D)exposição do tórus (E & F) broca de fissura e peça de mão utilizadas para criar uma pequena depressão entre o rebordo mandibular e o tórus (G) utilização de um pequeno osteótomo para completar a remoção do tórus da mandíbula.

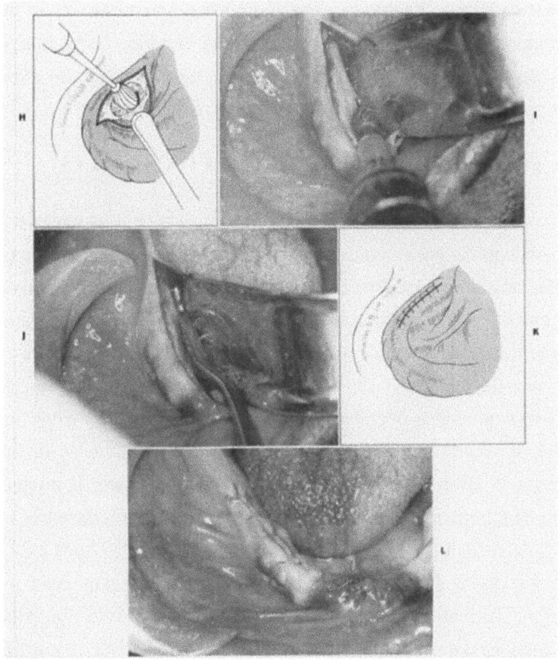

Fig-24(H-I)Mostra o encerramento completo do lado cirúrgico

Fig-24(H&J) utilização de broca e lima de osso para eliminar pequenas irregularidades k& l encerramento do tecido

ANOMALIAS DOS TECIDOS MOLES

As anomalias dos tecidos moles nas áreas portadoras de prótese e nos tecidos periféricos incluem tecido fibroso excessivo ou hipermóvel; lesões inflamatórias, como a hiperplasia fibrosa inflamatória do vestíbulo e a hiperplasia papilar inflamatória do palato; e ligações musculares e frenais anormais. Com exceção das lesões patológicas e inflamatórias, muitas das outras condições não apresentam problemas quando o doente tem uma dentição completa.

No entanto, quando a perda de dentes exige a reconstrução protética, é muitas vezes necessária a alteração dos tecidos moles. Imediatamente após a remoção do dente, as ligações musculares e frenais inicialmente não apresentam problemas, mas podem eventualmente interferir com a construção correta da prótese à medida que ocorre a reabsorção óssea. É obrigatório o planeamento do tratamento a longo prazo antes de qualquer cirurgia aos tecidos moles. O tecido mole que inicialmente parece flácido e excessivo pode ser bastante útil se forem necessários futuros procedimentos de aumento do rebordo ou de enxerto. A mucosa oral é difícil de substituir depois de ser removida. A única exceção a esta utilidade do excesso de tecido é quando as lesões patológicas do tecido mole requerem remoção

REDUÇÃO DA TUBEROSIDADE MAXILAR (TECIDOS MOLES)

O principal objetivo da redução da tuberosidade maxilar dos tecidos moles é proporcionar um espaço inter-arcos adequado para a construção de próteses na área posterior e uma base mucosa firme de espessura consistente na área de suporte de próteses do rebordo alveolar. A redução da tuberosidade maxilar pode exigir a remoção de tecido mole e osso para obter o resultado pretendido. A quantidade de tecido mole disponível para a redução pode muitas vezes ser determinada através da avaliação de uma radiografia panorâmica pré-cirúrgica. Se uma radiografia não tiver a qualidade necessária para determinar a espessura dos tecidos moles, esta profundidade pode ser medida com uma sonda afiada após a obtenção de anestesia local no momento da cirurgia. A infiltração de anestésico local na zona posterior do maxilar é suficiente para uma redução da tuberosidade. É feita uma incisão elíptica inicial sobre a tuberosidade na área que necessita de redução, e esta secção de tecido é removida. Após a remoção do tecido, as margens medial e lateral da excisão devem ser afinadas para remover o excesso de tecido mole, o que permite uma maior redução do tecido mole e proporciona um fecho de tecido mole sem tensão. Isto pode ser conseguido através de pressão digital sobre a superfície da mucosa do tecido adjacente, enquanto se excisa acentuadamente o tecido tangencialmente à superfície da mucosa. Depois de os retalhos serem desbastados, pode ser utilizada pressão digital para aproximar o tecido e avaliar a redução vertical efectuada. Se tiver sido removido tecido adequado, a área é suturada com técnicas de sutura interrompida ou contínua. Se tiver sido removido demasiado tecido, não deve ser feita qualquer tentativa de suturar a ferida. Deve ser efectuada uma aproximação sem tensão do tecido ao osso, o que permite5 que a área aberta da ferida cicatrize por segunda intenção. As suturas5 são removidas em 5 a 7 dias, e as impressões podem geralmente ser tiradas 3 a 4 semanas após a operação

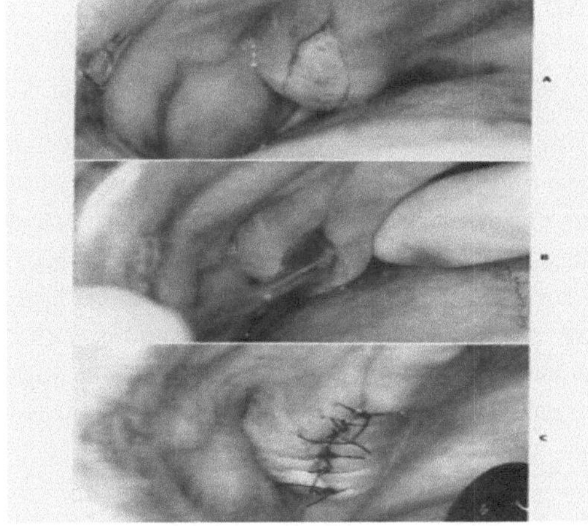

Fig-25(A-C)

Fig-25(A) incisão elíptica
(B) afinamento dos
retalhos da mucosa
através da remoção do
tecido mole subjacente.
Pressão digital utilizada
para estabilizar os
retalhos de tecido durante
a excisão da submucosa
(C) readaptação dos
retalhos sem tensão

47

REDUÇÃO DA ALMOFADA RETROMOLAR MANDIBULAR

A necessidade de remoção do tecido hipertrófico retromolar mandibular é rara. É importante determinar se o doente não está a colocar a mandíbula para a frente ou verticalmente fechada durante a avaliação clínica e com registos de tratamento e moldes montados. A infiltração de anestésico local na zona a excisar é suficiente. É efectuada uma incisão elíptica para excisar a maior área de espessura de tecido na zona posterior da mandíbula. É efectuado um ligeiro adelgaçamento das áreas adjacentes, com a maior parte da redução de tecido no aspeto labial. A remoção excessiva de tecido na área submucosa do retalho lingual pode resultar em danos no nervo e na artéria lingual. O tecido é aproximado com suturas contínuas ou interrompidas

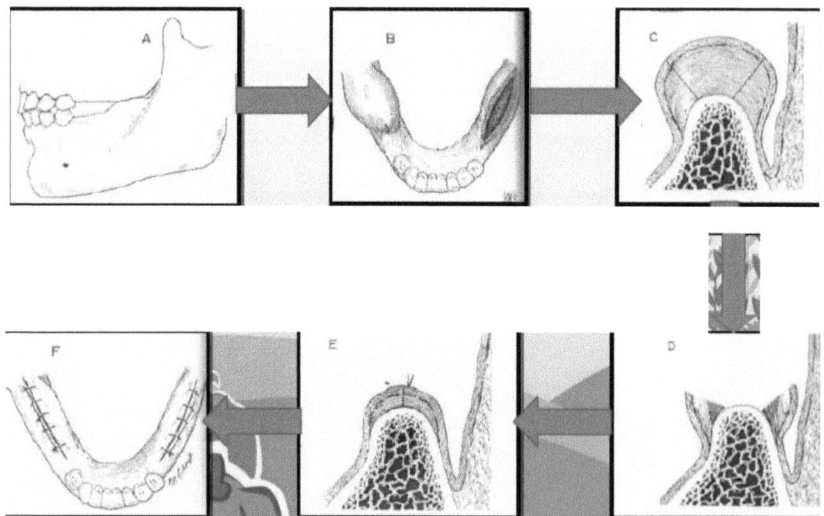

Fig-26 (A-F) Mostra a redução da almofada retromolar mandibular

EXCESSO DE TECIDO MOLE PALATINO LATERAL

O excesso de tecido mole no aspeto lateral da abóbada palatina interfere frequentemente com a construção adequada da prótese, uma vez que, com as anomalias ósseas desta área, a hipertrofia do tecido mole estreita frequentemente a abóbada palatina e cria ligeiros \"subcortes\", que interferem com a construção e inserção da prótese. Uma técnica sugerida para a remoção do tecido mole do palato lateral envolve a ressecção submucosa do excesso de tecido de forma semelhante à redução da tuberosidade do tecido mole descrita anteriormente. No entanto, a quantidade e extensão da remoção do tecido mole sob a mucosa é muito mais extensa e cria o risco de danos nos vasos palatinos maiores, com possível hemorragia ou descamação da área do tecido mole do palato lateral.

A técnica preferida requer5 a excisão superficial do excesso de tecido mole. A anestesia local infiltrada na área do palato maior e anterior à massa de tecido mole é suficiente. Com uma lâmina de bisturi afiada, de forma tangencial, as camadas superficiais da mucosa e o tecido fibroso subjacente podem ser removidos na medida necessária para eliminar os rebaixamentos da massa de tecido mole (Fig.-27A-B). Após a remoção deste tecido, pode ser colocada uma tala cirúrgica revestida com um condicionador de tecidos durante 5 a 7 dias para ajudar na cicatrização.

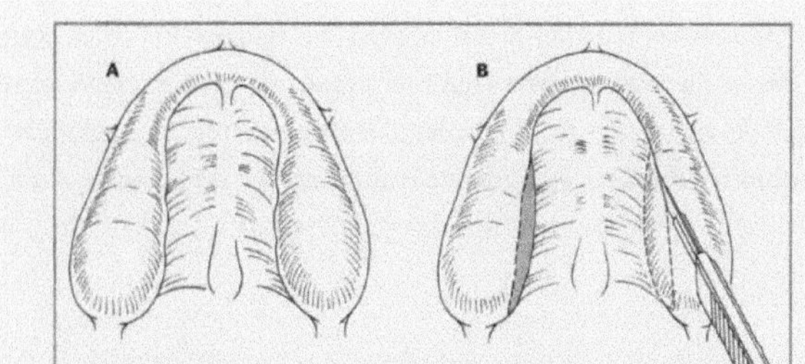

Fig-27(A-B) Correção do excesso de tecido mole palatino lateral

Fig-27 Remoção do tecido mole palatino lateral a(A) vista do tecido palatino excessivo que cria uma abóbada palatina estreita e uma área de corte inferior (B) excisão tangencial do tecido mole excessivo

TECIDO HIPERMÓVEL SEM SUPORTE

O excesso de tecido hipermóvel sem inflamação no rebordo alveolar é geralmente o resultado da reabsorção do osso subjacente, de próteses mal ajustadas ou de ambos. Antes da excisão deste tecido, deve ser determinado se o osso subjacente deve ser aumentado com um enxerto. Se uma deficiência óssea for a causa primária do excesso de tecido mole, então o aumento do osso subjacente é o tratamento de eleição. Se a altura alveolar adequada permanecer após a redução do tecido mole hipermóvel, então a excisão pode ser indicada. É injetado um anestésico local adjacente à área que requer a excisão do tecido. A remoção de tecido hipermóvel na área do rebordo alveolar consiste em duas incisões paralelas de espessura total nas faces vestibular e lingual do tecido a ser excisado (Fig. 28A-B). Pode ser necessária uma excisão tangencial de pequenas quantidades de tecido nas áreas adjacentes para permitir uma adaptação adequada do tecido mole durante o encerramento. Estas excisões adicionais devem ser mantidas a um nível mínimo sempre que possível para evitar a remoção de demasiado tecido mole e para prevenir o descolamento do periósteo do osso subjacente. São utilizadas suturas contínuas ou interrompidas para aproximar o tecido restante e são removidas 7 dias após a cirurgia.

As impressões de prótese podem ser feitas normalmente 3 a 4 semanas após a cirurgia. Uma possível complicação deste tipo de procedimento é a obliteração do vestíbulo bucal, como resultado do enfraquecimento do tecido necessário para obter o fecho do tecido. O tecido hipermóvel na área da crista do rebordo alveolar mandibular é frequentemente constituído por uma pequena faixa de tecido semelhante a um cordão. Se não existir uma projeção óssea subjacente, a melhor forma de remover este tecido é através de uma excisão de tecido mole supra-periosteal. É injetado anestésico local adjacente à área que requer a remoção do tecido. A banda de tecido conjuntivo fibroso, semelhante a um cordão, pode ser elevada utilizando pinças e tesouras, e as tesouras podem ser utilizadas para excisar o tecido fibroso n a ligação ao rebordo alveolar.

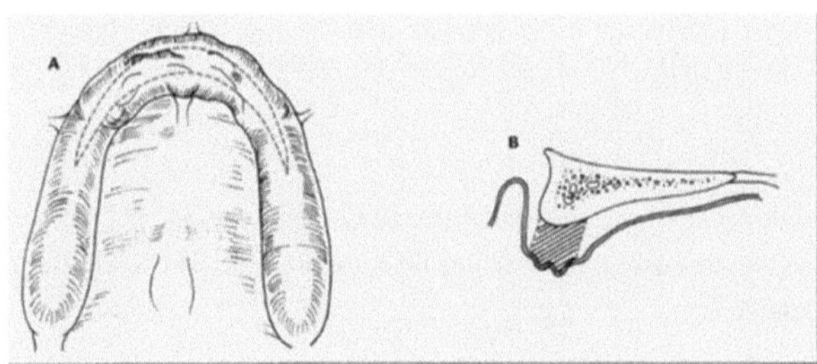

Fig-28(A-B)

Fig-28 Remoção de tecido hipermóvel sem suporte (A) contorno das incisões para remoção da área da crista do tecido hipermóvel (B) área da secção transversal que demonstra a quantidade de tecido a ser excisado

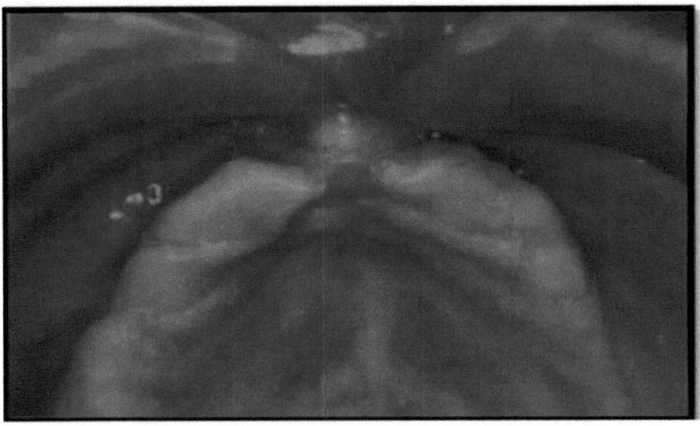

Fig -29 Mostra um tecido sem suporte clinicamente hipermóvel

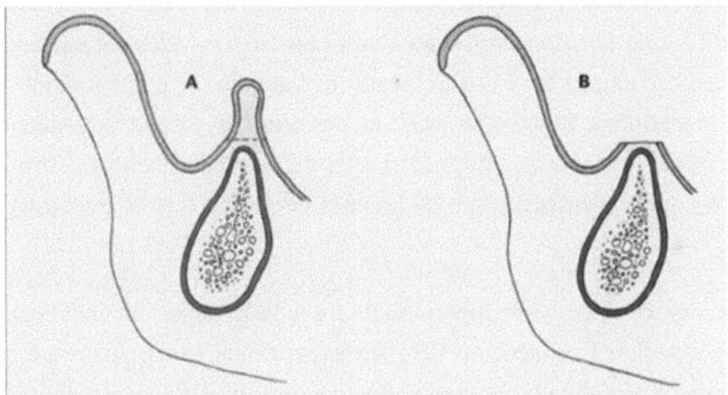

Fig-30(A-B) Remoção supraperiosteal de tecido hipermóvel no rebordo alveolar mandibular (A) tecido hipermóvel no aspeto superior do rebordo (B) utilizam-se pinças e tesouras para excisar o tecido fibroso móvel em forma de cordão sem perfurar o periósteo

HIPERPLASIA FIBROSA INFLAMATÓRIA

A hiperplasia fibrosa inflamatória, também designada por epulis fissuratum ou fibrose da prótese, é um aumento hiperplásico generalizado da mucosa e do tecido fibroso no rebordo alveolar e na área vestibular, que resulta mais frequentemente de próteses mal ajustadas. Nas fases iniciais da hiperplasia fibrosa, quando a fibrose é mínima, o tratamento não cirúrgico com uma prótese em combinação com um revestimento macio é frequentemente suficiente para a redução ou eliminação deste tecido. Quando a condição está presente há algum tempo, existe uma fibrose significativa no tecido hiperplásico. A excisão do tecido hiperplásico é o tratamento de eleição Podem ser utilizadas três técnicas para o tratamento bem sucedido da hiperplasia fibrosa inflamatória. A infiltração de anestésico local na área do tecido redundante é suficiente para anestesiar. Quando a área a ser excisada é minimamente alargada, as técnicas electrocirúrgicas ou a laser proporcionam bons resultados para a excisão do tecido. Se a massa de tecido for extensa, a excisão de grandes áreas utilizando técnicas electrocirúrgicas pode resultar em cicatrizes vestibulares excessivas. É preferível a excisão simples e a reaproximação do tecido remanescente.

As áreas redundantes de tecido são agarradas com captadores de tecido, é efectuada uma incisão afiada na base do tecido fibroso excessivo até ao periósteo e o tecido hiperplásico é removido (Fig. 31). O tecido adjacente é suavemente desminado e reaproximado com suturas interrompidas ou contínuas. Quando são encontradas áreas de grande redundância de tecido, a excisão resulta frequentemente na eliminação total do vestíbulo. Nestes casos, é preferível a excisão da epula com reposicionamento da mucosa periférica e epitelização secundária (Fig. 32)

Neste procedimento, o tecido mole hiperplásico é excisado superficialmente ao periósteo da área do rebordo alveolar. É criado um leito supra-periosteal limpo sobre a área do rebordo alveolar, e a margem não afetada da excisão do tecido é suturada ao aspeto mais superior do periósteo vestibular com uma técnica de sutura interrompida. É colocada uma tala cirúrgica ou uma prótese revestida com um condicionador de tecidos moles, que é usada continuamente durante os primeiros 5 a 7 dias, sendo removida apenas para lavagens orais com soro fisiológico. Normalmente, ocorre uma epitelização secundária e as impressões das próteses podem ser efectuadas no prazo de uma semana. A excisão a laser de grandes epúlides permite uma remoção completa sem cicatrizes ou hemorragias excessivas. Uma prótese com revestimento macio pode proporcionar um conforto pós-operatório adicional a partir de um procedimento que inicialmente cria uma dor mínima, mas que atinge o pico de dor vários dias depois. O tecido hiperplásico representa normalmente apenas o resultado de um processo inflamatório; no entanto, podem existir outras condições patológicas. Por conseguinte, é imperativo que sejam sempre enviadas amostras de tecido representativas para exame patológico após a remoção.

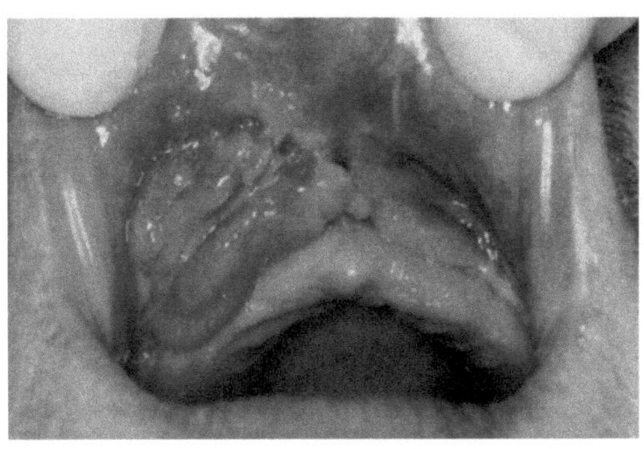

Fig- (31) hiperplasia fibrosa inflamatória da zona labiovestibular

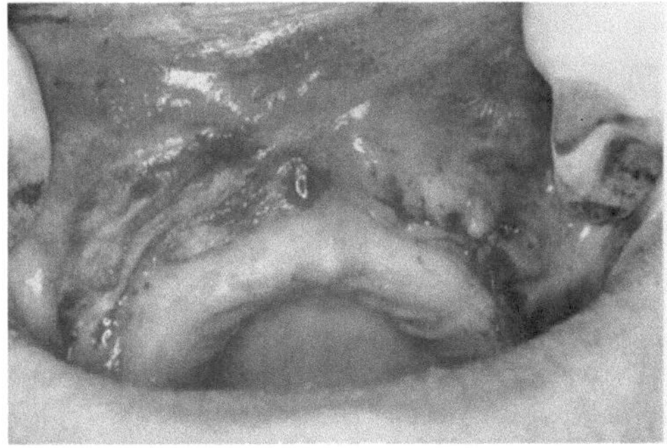

Fig-32 Vista pós-operatória

Hiperplasia papilar inflamatória do palato

A formação de tecido hiperplásico papilar inflamatório no palato resulta frequentemente de irritação mecânica e é observada com maior frequência em doentes que usam aparelhos protésicos.

Outros potenciais factores que contribuem para este processo incluem a falta de higiene, infecções fúngicas e a inflamação associada. Esta condição aparece normalmente como múltiplas projecções nodulares no tecido palatino. Embora se tenha pensado outrora que representava uma condição pré-cancerosa, tal não foi comprovado. Uma vez que o processo parece ser primariamente inflamatório e não neoplásico, não é necessária uma incisão total em toda a espessura.

De facto, nas fases muito precoces, o tratamento não cirúrgico, como o ajuste adequado da prótese combinado com um condicionador de tecidos, pode eliminar ou reduzir este problema. Se for necessária a remoção, recomenda-se uma excisão da mucosa superficial ao periósteo, que pode geralmente ser efectuada com infiltração de anestésico local na área palatina.

Independentemente da técnica utilizada para a remoção deste tecido, deve ser obtida uma amostra e enviada para exame histopatológico. Guernsey" descreveu uma técnica que utiliza laços electrocirúrgicos para a excisão da mucosa palatina. Quando são utilizadas técnicas electrocirúrgicas, é importante manter uma excisão de espessura dividida para que o osso palatino não seja cauterizado. Uma técnica alternativa que elimina essa possibilidade é a excisão em espessura dividida, realizada de forma incisiva com bisturi12.

No entanto, a forma do palato e o acesso à área de excisão podem limitar a utilização desta técnica de bisturi. Em determinadas situações, as técnicas de abrasão da camada superficial da mucosa palatina também são eficazes para o tratamento. Uma broca de acrílico ou de osso de canelura grossa ou uma escova de dermoabrasão numa peça de mão rotativa podem ser utilizadas para este fim (Fig.33A-B). Outras técnicas que podem ser consideradas para a remoção de tecido superficial incluem a criocirurgia e a utilização de lasers. Após a incisão do tecido, a inserção de uma tala ou prótese contendo um revestimento de tecido mole proporciona maior conforto ao paciente durante o período de cicatrização. A epitelização secundária ocorre normalmente em aproximadamente

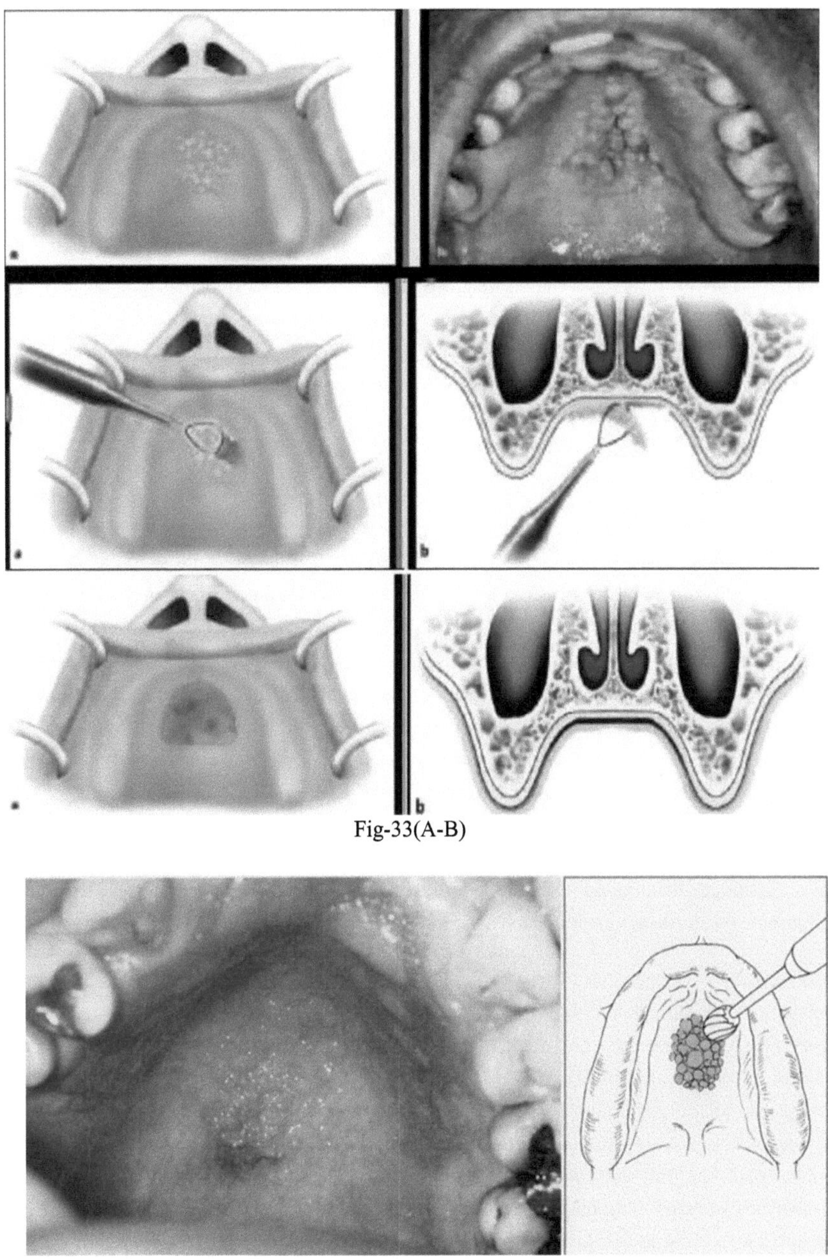

Fig-33(A-B)

Fig-34(A-B)

Fig-34 hiperplasia papilar inflamatória do palato (A) aspeto clínico (B) diagrama da remoção da hiperplasia papilar do palato utilizando uma broca para abrasão da mucosa

Frenectomia labial

Os anexos frenais labiais consistem em bandas finas de tecido fibroso cobertas por mucosa, que se estendem do lábio e da bochecha até ao periósteo alveolar. O nível dos anexos frenais pode variar desde a altura do vestíbulo até à crista do rebordo alveolar e mesmo até à área da papila incisal na maxila anterior. Com a exceção de\ o frénulo labial da linha média em associação com um diastema, as ligações frenais geralmente não apresentam problemas quando a dentição está intacta. Contudo, a construção de uma prótese pode ser complicada quando é necessário acomodar uma inserção frenal. O movimento do tecido mole adjacente ao frénulo pode criar desconforto e ulceração e pode interferir com a vedação periférica e deslocar a prótese.

Três técnicas cirúrgicas são eficazes na remoção dos anexos frenais:

(1) a técnica de excisão simples, (2) a técnica de Z-plastia e (3) uma vestibuloplastia localizada com epitelização secundária. As duas primeiras técnicas (excisão simples e Z-plastia) são eficazes quando a faixa de tecido mucoso e fibroso é relativamente estreita; a terceira (vestibuloplastia localizada com epitelização secundária) é frequentemente preferida quando a ligação frenal tem uma base larga. A infiltração de anestésico local é suficiente para o tratamento cirúrgico dos anexos frenais. Deve ter-se o cuidado de evitar a infiltração excessiva de anestésico diretamente na área do frénulo, porque pode obscurecer a anatomia que deve ser visualizada no momento da excisão. Em todos os casos, é útil que o assistente cirúrgico eleve e everta o lábio durante este procedimento. Para a técnica de excisão simples, é efectuada uma incisão elíptica estreita à volta da área frenal até ao periósteo (Fig. 35). O frénulo fibroso é então dissecado com precisão do periósteo subjacente e do tecido mole, e as margens da ferida são suavemente desminadas e reaproximadas. A colocação da primeira sutura deve ser efectuada na profundidade máxima do vestíbulo e deve incluir ambos os bordos da mucosa e o periósteo subjacente na altura do vestíbulo, sob a espinha nasal anterior (ver Fig.-35).

Isto reduzirá a formação de hematoma e permitirá a adaptação do tecido à altura máxima do vestíbulo. O restante da incisão deve ser fechado com suturas interrompidas. Ocasionalmente, não é possível aproximar a porção da excisão mais próxima da crista do rebordo alveolar; esta sofrerá epitelização secundária sem dificuldade Na técnica de plastia em Z, é efectuada uma excisão do tecido conjuntivo fibroso, semelhante à do procedimento de excisão simples que acabámos de descrever. Após a excisão do tecido fibroso, são efectuadas duas incisões oblíquas em forma de Z, uma em cada extremidade da área de excisão anterior (Fig. 37). As duas pequenas extensões oblíquas também devem ser fechadas. Esta técnica pode diminuir a quantidade de ablação vestibular por vezes observada após a excisão linear de um frénulo. Uma terceira técnica para a remoção do frénulo envolve uma vestibuloplastia localizada com epitelização secundária. Este procedimento é especialmente vantajoso quando a base da inserção do frénulo é extremamente larga, como acontece em muitas inserções frenais anteriores da mandíbula. O anestésico local é infiltrado principalmente nas áreas supraperiosteais ao longo das margens dos anexos frenais. É efectuada uma incisão através do tecido mucoso e do tecido submucoso subjacente, sem perfurar o periósteo. A dissecção supraperiosteal é completada através da remoção do tecido mucoso e submucoso com uma tesoura ou através de pressão digital sobre uma esponja colocada contra o periósteo. Após a identificação de uma camada periosteal limpa, o bordo do retalho da mucosa é suturado ao periósteo na profundidade máxima do vestíbulo e o periósteo exposto é deixado a cicatrizar por epitelização secundária. Esta técnica também é útil em fixações musculares localizadas de base ampla, como as frequentemente observadas nas áreas laterais do maxilar.

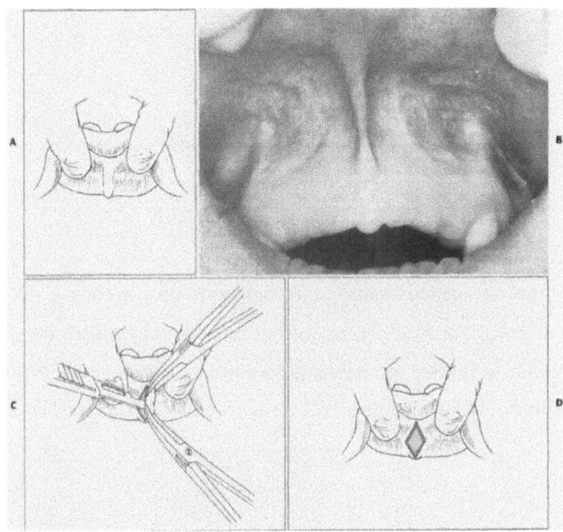

Fig-35(A-D)

Fig-35(A-D excisão simples do frénulo labial maxilar A&B eversão e exposição da fixação do frénulo. C e D excisão ao longo das margens laterais do frénulo, o tecido é removido, expondo o periósteo subjacente

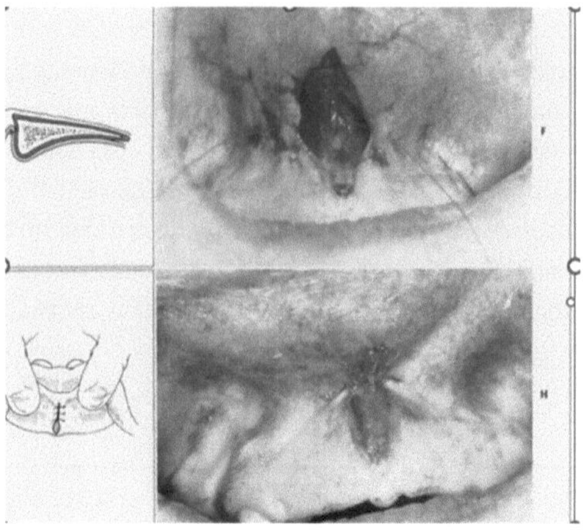

Fig-36(E-H)

Fig-36(E e F Colocação de sutura através das margens da mucosa e do periósteo, que fecha a margem da mucosa e sutura a mucosa ao periósteo na profundidade do vestíbulo. Fecho da ferida G&H. A remoção de tecido em áreas adjacentes à mucosa aderente impede, por vezes, o encerramento primário completo no aspeto mais inferior da margem da ferida.

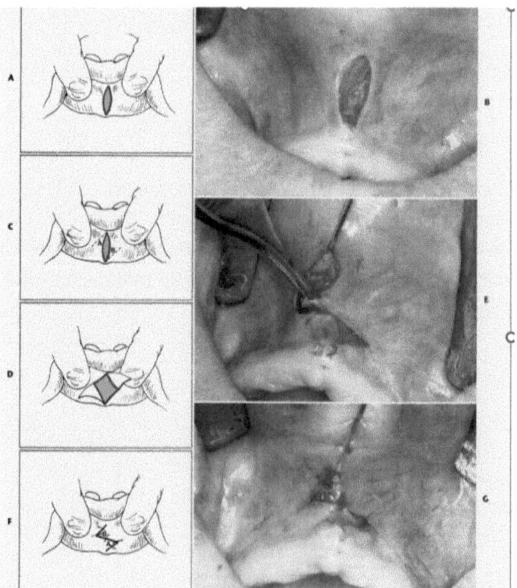

Fig-37(A-G)

Fig-37(A-G) Técnica de zetaplastia para eliminação do frénulo labial A&B Pequena excisão elíptica da mucosa e do tecido conjuntivo frouxo subjacente C a E Os retalhos são descolados e rodados para a posição pretendida F&G Fecha-se com um fio interrompido

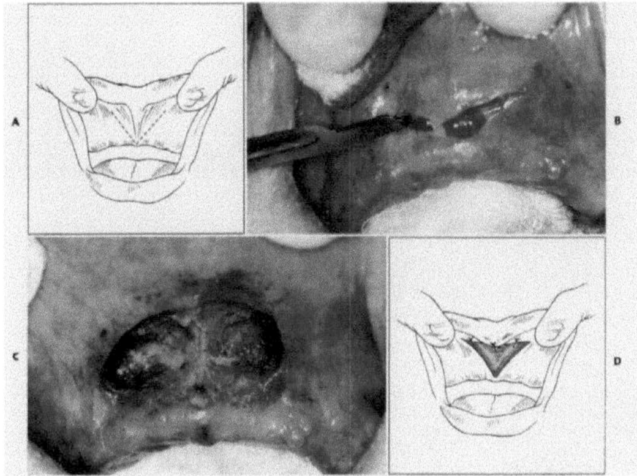

Fig- 38(A-D)

Fig-38(A-D) Libertação do frénulo labial com base larga A & B incisão tipo V larga efectuada na porção mais inferior dos anexos frenais na área do rebordo alveolar (C) dissecção supraperiosteal concluída libertando a mucosa e os anexos frenais fibrosos (D) diagrama das margens da mucosa suturadas ao periósteo.

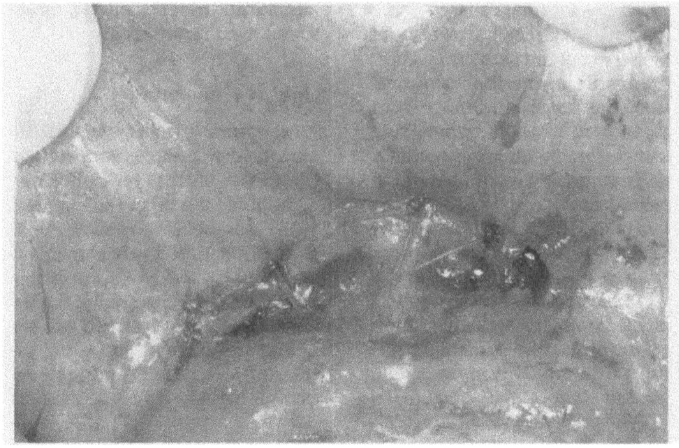

Fig-39 margens da mucosa suturadas ao periósteo na profundidade do vestíbulo

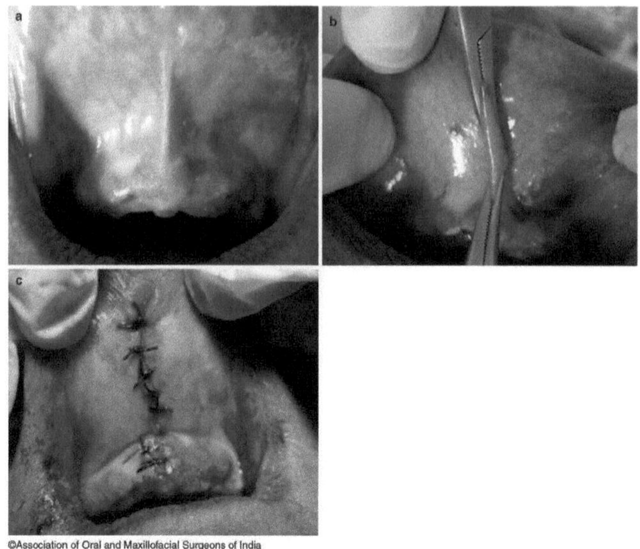

Fig-40(A-C)

Fig-40(A-C) fotografias clínicas que mostram (A) fixação anormal do frénulo (B) tecido mantido com pinça de mosquito (C) sutura

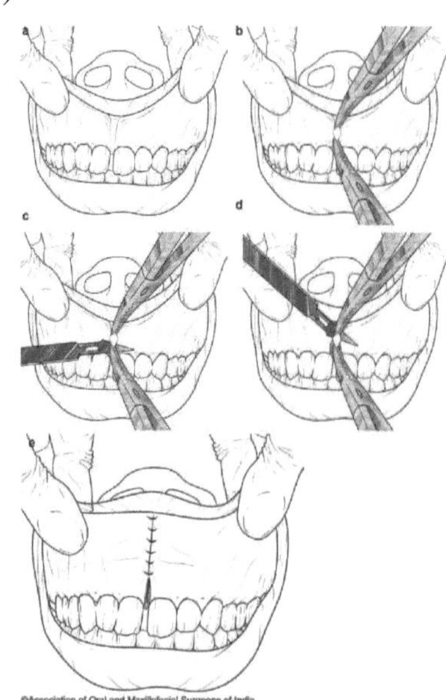

Fig-41(A-E)

Fig- (A) frénulo pouco aderente (B) tecido frenal agarrado por uma pinça (C&D) remoção de tecido em forma de diamante (E) encerramento

Frenectomia Lingual

Uma inserção frenal lingual anormal geralmente consiste de mucosa, tecido conjuntivo fibroso denso e, ocasionalmente, fibras superiores do músculo genioglosso. Essa inserção liga a ponta da língua à superfície posterior do rebordo alveolar mandibular. Mesmo quando não é necessária uma prótese, estas fixações podem afetar a fala. Após a perda de dentes, esta fixação frenal interfere com a estabilidade da prótese, porque cada vez que a língua é movida, a fixação frenal é tensionada e a prótese é deslocada. Os bloqueios linguais bilaterais e a infiltração local na área anterior fornecem anestesia adequada para uma frenectomia lingual. A ponta da língua é melhor controlada com sutura de tração. A libertação cirúrgica do frénulo lingual requer a incisão da fixação do tecido conjuntivo fibroso na base da língua de forma transversal, seguida de encerramento numa direção linear, que liberta completamente a porção anterior da língua (Fig. 42A-C)) Pode ser colocada uma pinça hemostática ao longo da fixação frénica na base da língua durante aproximadamente 3 minutos, o que proporciona vasoconstrição e um campo quase sem sangue durante o procedimento cirúrgico. Após a remoção da pinça hemostática, é efectuada uma incisão através da área previamente fechada com a pinça hemostática. Deve-se ter cuidado com os vasos sanguíneos da face inferior da língua e da região do assoalho da boca e com as aberturas dos ductos submandibulares, que devem ser protegidos durante a incisão e a sutura. A língua é retraída superiormente e as margens da ferida são cuidadosamente minadas e fechadas paralelamente à linha média da língua.

Ocasionalmente, uma libertação do frénulo lingual também deve ser acompanhada por um pequeno procedimento de libertação de tecidos moles realizado entre a abertura do ducto sub-mandibular e o aspeto lingual da mandíbula. Se o acesso estiver disponível, isto pode ser feito de forma semelhante à libertação acima dos canais sub-mandibulares. No entanto, se apenas existir uma pequena faixa de tecido nesta área, é suficiente uma dissecção supraperiosteal localizada que remova a ligação fibrosa do aspeto lingual do rebordo alveolar.

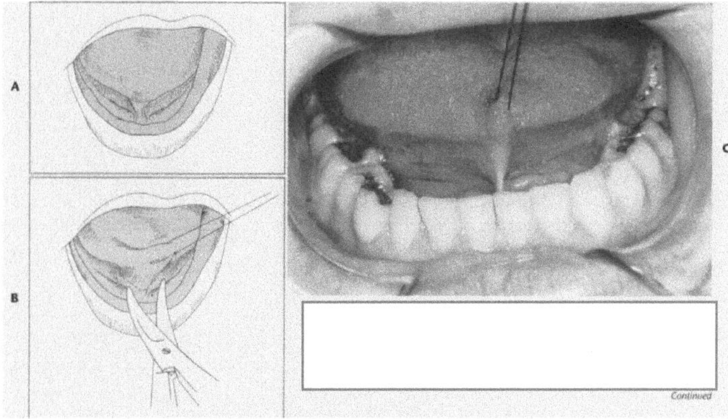

Fig-42(A-C)

Fig-42(A-C) libertação do frénulo lingual(A) fixação do frénulo que liga a ponta da língua ao aspeto lingual da mandíbula. Em pacientes edêntulos, o movimento da língua deslocará a prótese (B & C) sutura de retração colocada na ponta da língua

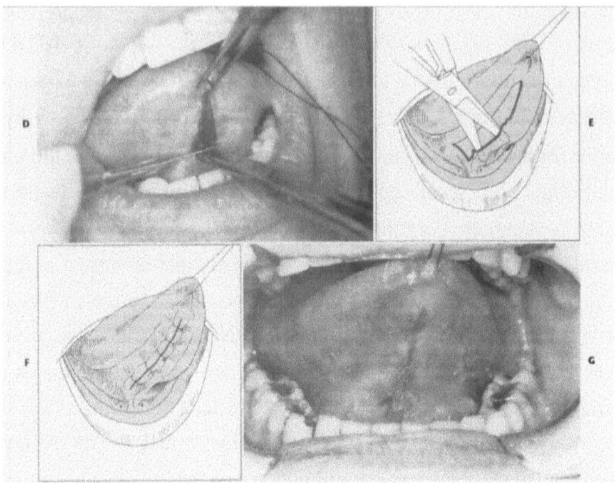

Fig-43(D-G)

Fig-43(D-G)(D) pode conseguir-se uma melhor hemostase colocando uma pinça hemostática na área a incisar, antes de cortar a ligação frenal (E) os bordos laterais da margem da ferida são minados (F & G), encerramento dos tecidos moles

PRÓTESE IMEDIATA

Pode ser tomada a decisão de colocar próteses na altura da remoção dos dentes e do recontorno ósseo. "Hartwlell" cita várias vantagens de uma técnica de prótese imediata.

A colocação de uma prótese após a extração oferece benefícios psicológicos e estéticos imediatos aos pacientes, enquanto que, em alternativa, estes podem ficar desdentados durante algum tempo. A inserção imediata de uma prótese após a cirurgia também funciona como um protetor do local da cirurgia, o que resulta na redução da hemorragia e edema pós-operatórios e numa melhor adaptação dos tecidos ao rebordo alveolar. Outra vantagem é que a dimensão vertical pode ser mais facilmente reproduzida com uma técnica de prótese imediata. As desvantagens incluem a necessidade de alteração frequente da prótese no pós-operatório e a construção de uma nova prótese após a cicatrização inicial. O tratamento cirúrgico para a inserção de uma prótese imediata pode ser realizado por fases, com a extração da dentição posterior na maxila e na mandíbula feita antes da extração anterior. Isto permite a cicatrização inicial das áreas posteriores e facilita a construção da prótese.

Após o período inicial de cicatrização dos segmentos posteriores, são feitos novos registos e os modelos são montados num articulador semi-ajustável. Após a substituição dos dentes do modelo por dentes protéticos, o molde da área do rebordo alveolar é então cuidadosamente recontornado (Fig. 44)

A cirurgia de prótese imediata geralmente envolve a técnica mais conservadora possível na remoção dos dentes remanescentes. Uma alveoloplastia intraseptal, preservando o máximo possível de altura vertical e osso cortical, é geralmente indicada. (Fig. 45) Após a conclusão do recontorno ósseo e da eliminação de irregularidades grosseiras, o tecido é aproximado com pressão digital e é inserida a guia cirúrgica em acrílico transparente construída sobre os moldes pré-cirúrgicos. Quaisquer áreas de branqueamento dos tecidos ou irregularidades grosseiras são então reduzidas até que a guia cirúrgica transparente esteja adaptada ao rebordo alveolar em todas as áreas.

As incisões são fechadas com suturas contínuas ou interrompidas. A prótese imediata com um revestimento macio é colocada. Deve ter-se o cuidado de não extrudir qualquer material do reembasador para a ferida recente. A relação oclusal é ajustada conforme necessário. O doente é instruído a usar a prótese continuamente durante 24 horas e a regressar no dia seguinte para um controlo pós-operatório. A bupivacaína ou outro anestésico local semelhante de ação prolongada injetado no final do procedimento cirúrgico melhora consideravelmente o conforto nas primeiras 24 horas do período pós-operatório. Nessa altura, a prótese é cuidadosamente removida e a mucosa subjacente e as áreas do rebordo alveolar são inspeccionadas para verificar se existem áreas de pressão excessiva.

A prótese é limpa e reinserida, e o paciente é instruído a usar a prótese durante 5 a 7 dias e a removê-la apenas para lavagens orais com soro fisiológico. As suturas são geralmente retiradas 7 dias após a cirurgia.

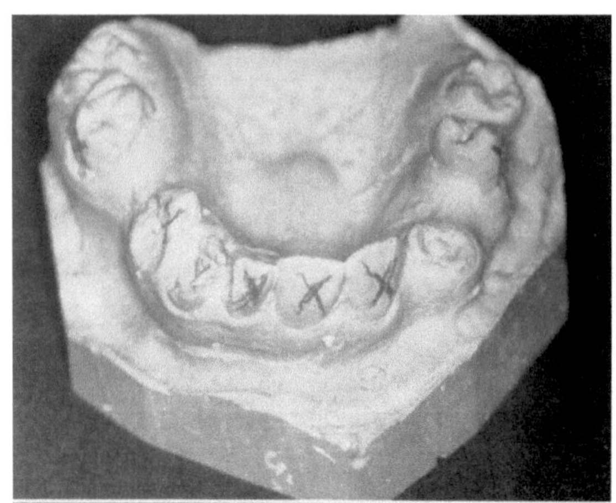

(Fig-44 molde pré-cirúrgico A)

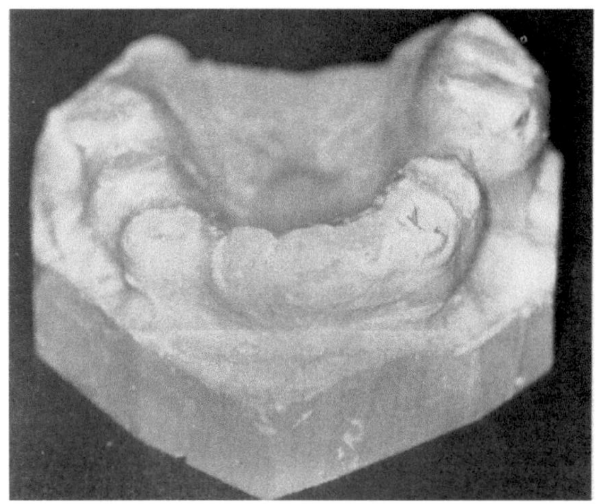

(Fig-45B)

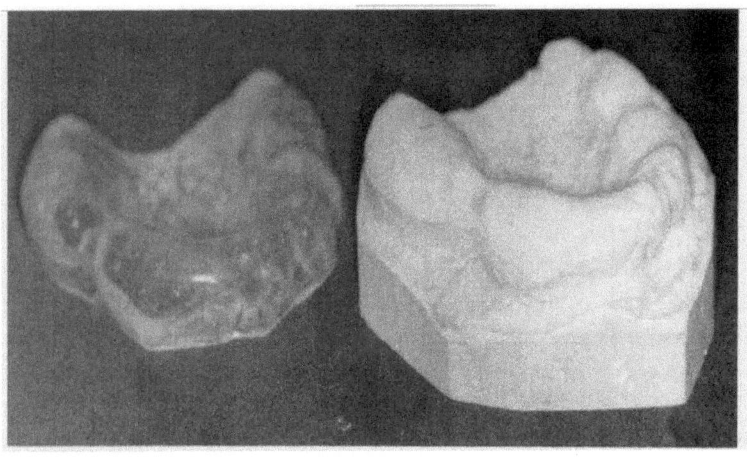

(Fig-46 C)

(Fig. 46 C) Construção de uma guia cirúrgica em acrílico transparente para cirurgia de prótese imediata (A) molde pré-cirúrgico (B) molde após a remoção dos dentes, antes do recontorno do maxilar c) molde do maxilar recontornado e guia cirúrgica.

CIRURGIA DE SOBREDENTADURA

O osso alveolar é mantido principalmente em resposta às tensões transferidas para o osso através dos dentes e do ligamento periodontal durante a mastigação. Ao manter os dentes sempre que possível, a reabsorção do osso sob um aparelho protético pode ser minimizada. Uma técnica de sobredentadura tenta manter os dentes no alvéolo, transferindo a força diretamente para o osso e melhorando a função mastigatória com a restauração protética. A presença de dentes pode também melhorar a propriocepção durante a função, e podem ser incorporados acessórios de retenção especiais nos dentes retidos para melhorar a retenção e estabilidade da prótese. As sobredentaduras devem ser consideradas sempre que existirem vários dentes com suporte ósseo adequado e quando for possível manter uma boa saúde periodontal e os dentes puderem ser corretamente restaurados. Os caninos bilaterais são geralmente mais adequados para este tipo de tratamento. Como essa técnica também requer tratamento endodôntico e protético dos dentes retidos, considerações financeiras também devem ser levadas em conta. Uma discussão completa das considerações periodontais não faz parte do âmbito deste capítulo; no entanto, é extremamente importante avaliar quaisquer dentes potencialmente retidos antes de preparar o paciente para uma sobredentadura.

Deve ser efectuada uma avaliação clínica e dentária adequada, incluindo um exame clínico, a avaliação da profundidade da bolsa à volta dos dentes e a avaliação da gengiva aderente.

AUMENTO MANDIBULAR

O enxerto de aumento acrescenta força a uma mandíbula extremamente deficiente e melhora a altura e o contorno do osso disponível para a colocação de implantes em áreas portadoras de próteses. As fontes de material de enxerto incluem osso autógeno ou alogénico e materiais aloplásticos. Historicamente, o osso autógeno tem sido o material biologicamente mais aceitável utilizado no aumento mandibular. As desvantagens da utilização de osso autógeno incluem a necessidade de cirurgia no local do dador e a extensa reabsorção após o enxerto. A utilização de osso alógeno elimina a necessidade de um segundo local cirúrgico e tem demonstrado alguma utilidade no aumento de pequenas áreas de concavidade na mandíbula posterior.14 No entanto, quando utilizado em grandes aumentos, este material resulta frequentemente em deiscência do enxerto e reabsorção semelhante à do osso autógeno. Durante os anos 80 e início dos anos 90, os materiais aloplásticos de AH tornaram-se populares para uso em aumentos ósseos da maxila e mandíbula. O material está prontamente disponível, elimina a necessidade de cirurgia no local doador e demonstrou melhorar a manutenção da altura e do contorno a longo prazo. Vários problemas, incluindo a deiscência de tecido, a migração do AH e a perturbação neurosensorial, resultaram numa utilização menos frequente deste material.

O aumento da popularidade dos implantes renovou o entusiasmo pela utilização de enxertos ósseos autógenos em áreas aumentadas para a colocação de implantes

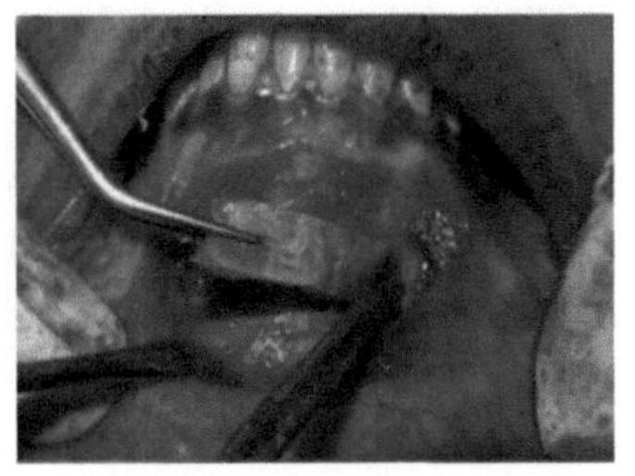

Fig-47

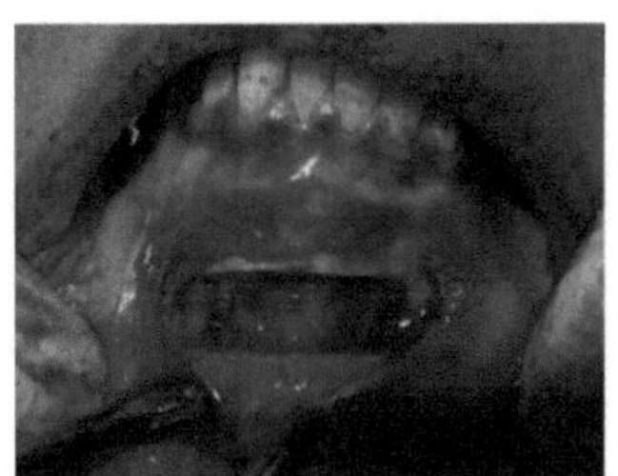

Fig-48

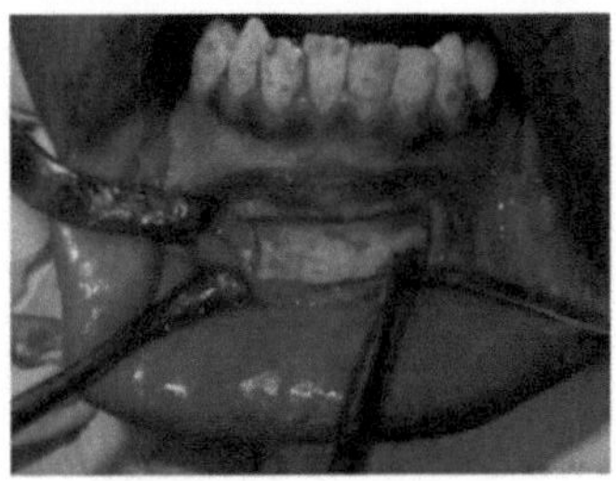

Fig-49

AUMENTO DO BORDO SUPERIOR

O aumento do bordo superior com um enxerto ósseo é ocasionalmente indicado quando a reabsorção grave da mandíbula resulta numa altura e contorno inadequados e num risco potencial de fratura ou quando o plano de tratamento exige a colocação de implantes em áreas com altura ou largura óssea insuficientes. Os distúrbios neurossensoriais resultantes da deiscência do nervo alveolar inferior na localização dforame mental no aspeto superior da mandíbula também podem ser corrigidos com esta técnica (Fig. 49).

A utilização de blocos autógenos cortico-esponjosos de osso da crista ilíaca foi descrita por Thoma e Holland em 195115 para o aumento do bordo superior. No entanto, pode ocorrer até 70% de reabsorção do osso da crista ilíaca com esta técnica lV esta grande quantidade de reabsorção pode ser o resultado do movimento dos segmentos de enxerto ósseo que foram inicialmente ligados à mandíbula, permitindo um ligeiro movimento combinado com as cargas externas e não internas colocadas no enxerto após a cicatrização atualmente estes blocos de osso são frequentemente fixados à mandíbula com pequenos parafusos de fixação rígida, minimizando a mobilidade do enxerto. A regeneração guiada por tecidos com a utilização de uma membrana, colocada ao mesmo tempo que o aumento do enxerto ósseo é concluído, é frequentemente combinada com o aumento ósseo.

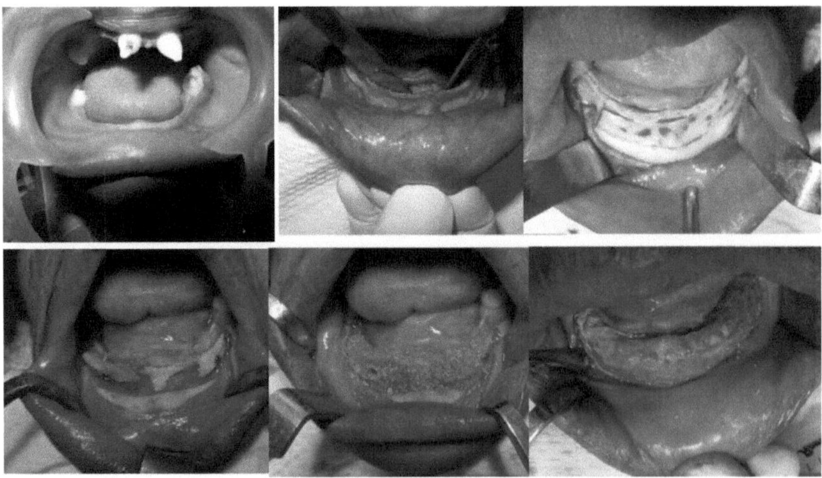

Fig-49 (sobre enxerto deitado Enxerto de costela de espessura dividida Enxerto de crista ilíaca)

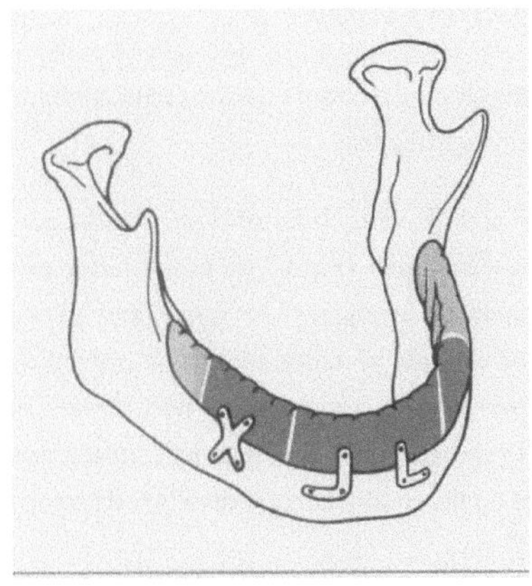 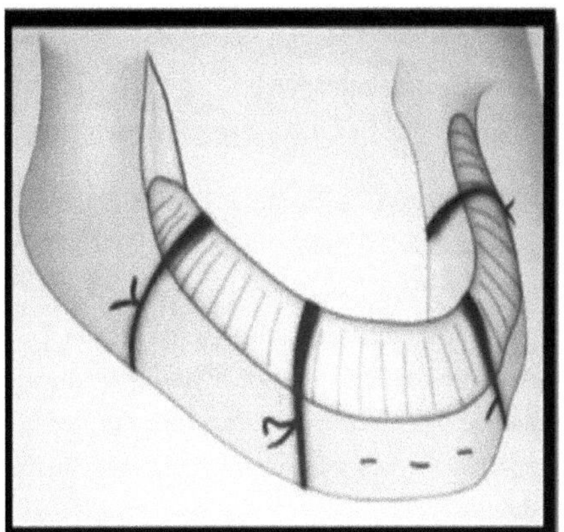

Fig-50   Fig-51

Fig-50 Enxerto do bordo superior de uma mandíbula atrófica. Representação esquemática de blocos de crista ilíaca corticocanelada contornados para se adaptarem à configuração da mandíbula, depois fixados com miniplacas e parafusos

AUMENTO DO BORDO INFERIOR

Sanders e Cox': relataram o primeiro uso clínico de uma técnica de borda inferior para aumento da mandíbula atrófica. Esta técnica é raramente, ou nunca, utilizada.

Ocasionalmente, o aumento do volume mandibular com enxerto inferior é efectuado com enxertos ósseos da crista ilíaca, fixados com uma fixação rígida (Fig.). Em casos raros, esta técnica é também combinada com a colocação imediata de implantes. As indicações para a utilização desta técnica, para além da atrofia da área do rebordo alveolar, incluem a prevenção e tratamento de fracturas da mandíbula atrófica. No entanto, esta técnica não aborda as anomalias das áreas portadoras de prótese, como o aumento da distância interarcos, irregularidades do bordo superior ou a posição exposta do nervo mental, que resultam da atrofia mandibular.

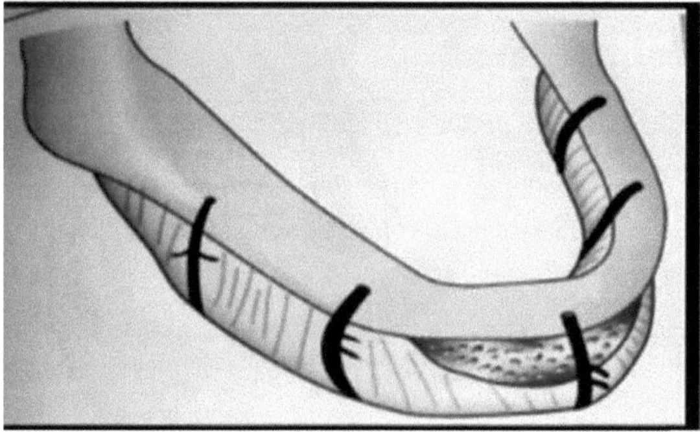

Fig-52

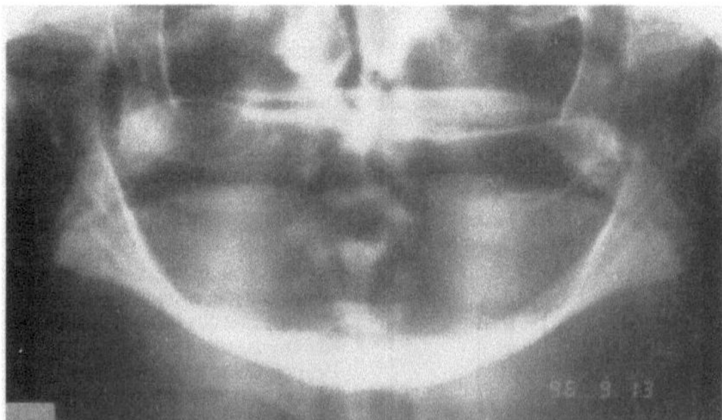

Fig-53(A)

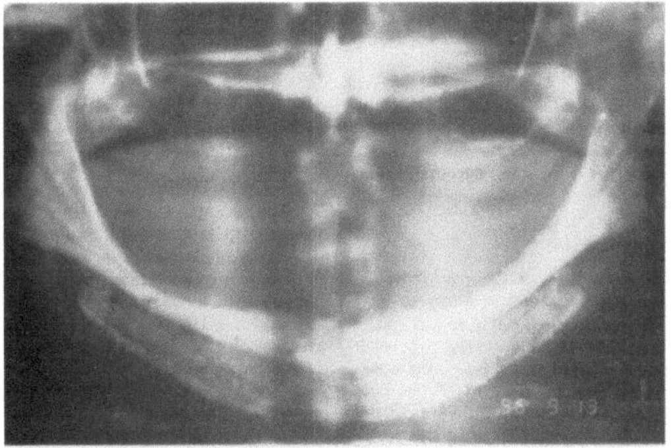

Fig-53(B)

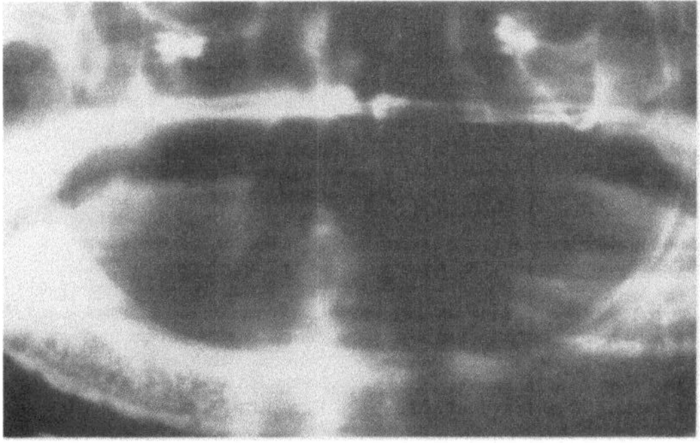

Fig-53(C)

Fig-53(A,B,C)- Enxerto particulado da crista ilíaca utilizado para aumento do bordo inferior da mandíbula.

(A) Panorâmica pré-operatória de mandíbula edêntula atrófica (B) Panorâmica após enxerto do bordo inferior com uma estrutura mandibular de cadáver embalada com osso particulado da crista ilíaca colhido do paciente C) Panorâmica pós-operatória de seis meses mostrando consolidação

AUMENTO DA MANDÍBULA COM HIDROXIAPATITE

Os problemas associados ao enxerto ósseo, incluindo a reabsorção, a morbilidade do local doador e a necessidade de hospitalização, foram em parte responsáveis pela procura de um material aloplástico que funcionasse como um material de enxerto adequado para a mandíbula atrófica. O H A é um material denso e biocompatível que pode ser produzido sinteticamente ou obtido de fontes biológicas como o coral. Quando colocado num ambiente subperiosteal adjacente ao osso, o AH liga-se física e quimicamente ao osso. Embora possa ocorrer algum crescimento ósseo adjacente às partículas na área da interface, o resto das partículas que não estão diretamente adjacentes ao osso estão principalmente rodeadas por tecido fibroso.

Histologicamente, cada partícula parece estar rodeada por uma cápsula de tecido fibroso, com alguma infiltração de tecido vascular em todo o material do enxerto. Este encapsulamento fibroso das partículas de HA parece ocorrer sem a produção de qualquer inflamação significativa.

O aumento da mandíbula com AH pode ser realizado em regime ambulatório, utilizando anestesia local combinada com técnicas de sedação consciente. É utilizada uma técnica de túnel subperiosteal, que expõe todo o aspeto da mandíbula na área a ser aumentada, mas evita cuidadosamente os feixes neurovasculares. Após a criação do túnel, é inserida uma seringa biselada pré-carregada contendo HA no aspeto mais posterior do túnel; em seguida, o HA é injetado até se obter o contorno pretendido da mandíbula (Fig. 54 A,B,C). De forma semelhante, a inserção do AH a partir de cada área de incisão lateral aumenta a área anterior da mandíbula. Alguns cirurgiões preferem talas para minimizar o deslocamento do AH e para melhorar a forma vestibular durante o período pós-operatório. A tala, construída sobre um molde que foi encerado de acordo com o contorno desejado da mandíbula após o aumento, é fixada no local com suturas circum mandibulares durante 7 a 10 dias. A vestibuloplastia e o enxerto de pele podem ser efectuados 8 a 12 semanas após o aumento. Durante este período, os grânulos de AH consolidam-se e ficam firmemente fixados pelo tecido conjuntivo. As vantagens do aumento de AH são a eliminação da cirurgia no local do dador e o facto de a maioria dos doentes poder ser submetida a este tipo de procedimento em regime de ambulatório. Uma vez que o AH não é reabsorvível, não ocorre perda pós-operatória do enxerto que aumenta a mandíbula; o crescimento do tecido vascular em redor do AH proporciona um leito vascular adequado para futuros enxertos de tecido mole, se necessário. As desvantagens do AH são a dificuldade por vezes encontrada em conter o material no subperiósteo.

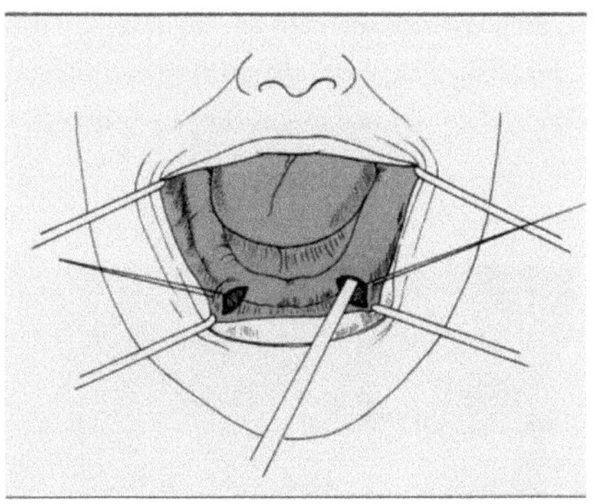

Fig-54(A)

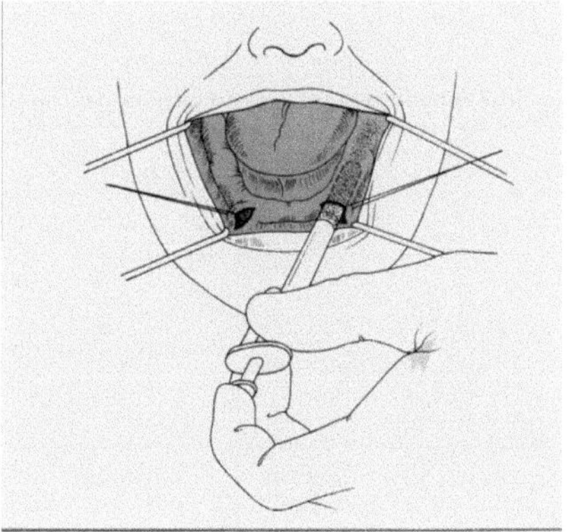

Fig-54(B)

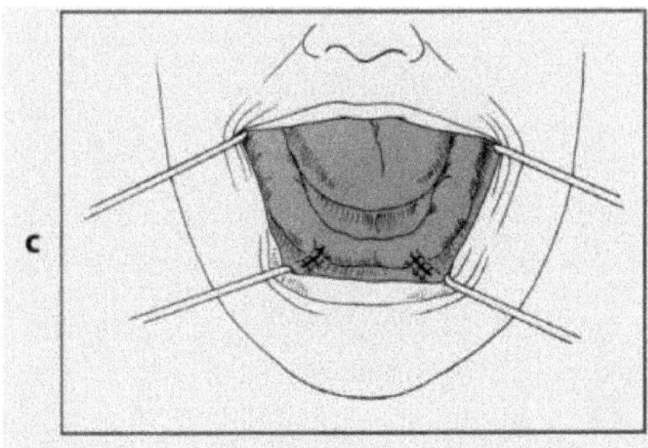

Fig-54(c)

Fig-(54-A-B-C) representação digital do procedimento de aumento de AH (A) incisão vertical colocada anteriormente à área do nervo mental; em seguida, são desenvolvidos túneis subperiosteais nas áreas posterior e anterior; são utilizadas suturas de retração para elevar as margens da incisão (B) injeção de AH nos túneis subperiosteais (C) encerramento dos tecidos moles.

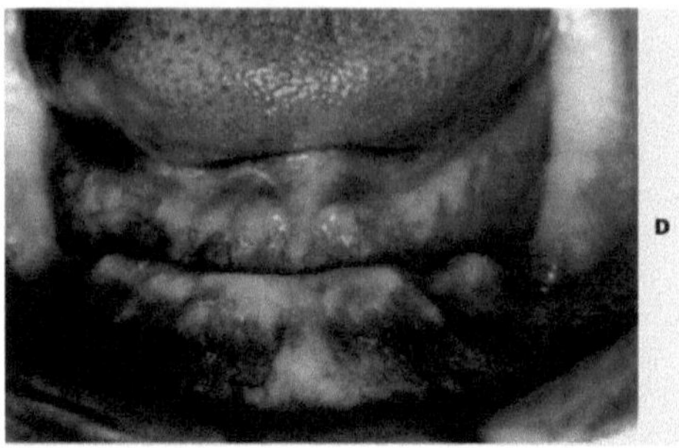

Fig-54(D) Mostra a fotografia clínica pré-operatória

REGENERAÇÃO ÓSSEA GUIADA (OSTEOPROMOÇÃO)

Na regeneração óssea guiada, é utilizada uma membrana (não reabsorvível ou reabsorvível) para cobrir uma área onde se pretende a cicatrização de enxertos ósseos ou a regeneração óssea. O conceito de regeneração guiada, ou osteopromoção, baseia-se na capacidade de excluir tipos de células indesejáveis, como as células epiteliais ou os fibroblastos, da área onde está a ocorrer a cicatrização óssea.

Em 1982, Nyman" descreveu uma técnica para melhorar a regeneração do ligamento periodontal utilizando uma barreira de membrana para excluir células indesejáveis da área onde era necessária a cicatrização ou regeneração do ligamento periodontal. Dahlin et al. demonstraram que o crescimento ósseo à volta dos implantes podia ser facilitado utilizando uma técnica semelhante. Ao colocar uma cobertura de membrana sobre um enxerto ósseo, os fibroblastos e as células epiteliais de crescimento mais rápido podem ser isolados, permitindo que o osso cresça num ambiente relativamente protegido.

Muitos tipos de materiais têm sido utilizados como revestimentos de membranas. Atualmente, a membrana de politetrafluoroetileno expandido (ePFTE) é a mais popular. * Esta membrana não é reabsorvível e deve ser removida após a cicatrização óssea adequada. As membranas reabsorvíveis, como os enxertos homólogos e os materiais geneticamente modificados, como o colagénio, eliminam a necessidade de um segundo procedimento cirúrgico para a remoção (a membrana ePFTE) é a mais popular.* Esta membrana não é reabsorvível e tem de ser removida após a cicatrização óssea adequada. As membranas reabsorvíveis, como os enxertos homólogos e os materiais geneticamente modificados, como o colagénio, eliminam a necessidade de um segundo procedimento cirúrgico para remoção

AUMENTO DO MAXILAR

A reabsorção grave do rebordo alveolar maxilar não é tão comum como a reabsorção mandibular. Quando ocorre reabsorção maxilar moderada a grave, a maior área de suporte de prótese dmaxila pode permitir a reabilitação protética sem aumento ósseo. Em certos casos, um aumento grave do espaço interarcos, a perda da abóbada palatina, a interferência da área do pilar zigomático e a ausência de entalhe da tuberosidade posterior podem impedir a construção de próteses adequadas, devendo ser considerado o aumento

ENXERTO ÓSSEO ONLAY

O enxerto ósseo da maxila atrófica edêntula com uma costela autógena foi descrito pela primeira vez por Terry, Albright e Baker. O enxerto ósseo onlay maxilar é indicado principalmente quando se observa uma reabsorção grave do alvéolo maxilar que resulta na ausência de um rebordo alveolar clínico e na perda da forma adequada da abóbada palatina. Atualmente, o enxerto onlay maxilar é normalmente realizado com blocos corticocanelares de osso da crista ilíaca. Os blocos podem ser fixados ao maxilar com pequenos parafusos, eliminando a mobilidade e diminuindo a reabsorção (Fig. 55 A-D). O osso esponjoso é depois colocado à volta dos enxertos para melhorar o contorno. Em alguns casos, os implantes podem ser colocados na altura do enxerto, mas a colocação é frequentemente adiada para permitir a cicatrização inicial do osso enxertado

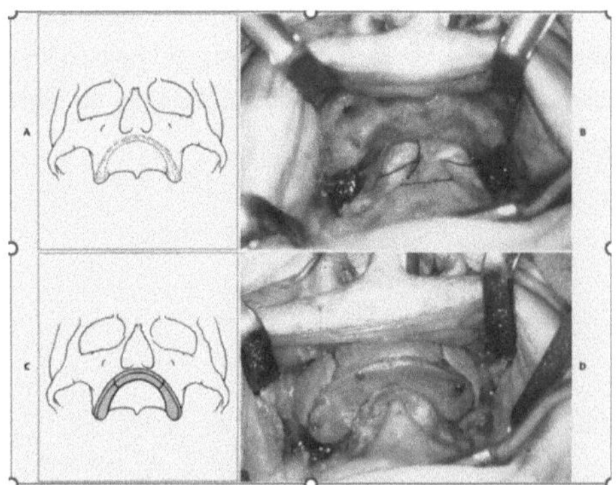

Fig-55(A-D)

Fig-55(A-D) Reconstrução óssea onlay da crista ilíaca do maxilar (A) diagrama do maxilar atrófico (B) fotografia clínica (C) três segmentos de osso são fixados no local. Os pequenos defeitos são preenchidos com osso esponjoso (D) fotografia clínica

ENXERTOS ÓSSEOS INTERPOSICIONAIS

O enxerto ósseo interposicional maxilar mantém o fornecimento de sangue à porção reposicionada do maxilar e geralmente resulta numa maior previsibilidade com uma reabsorção menos extensa no pós-operatório. O enxerto ósseo inter-posicional na maxila está indicado na maxila com deficiência óssea, em que a abóbada palatina se encontra adequadamente formada, mas a altura do rebordo é insuficiente (particularmente nas áreas do contraforte zigomático e da tuberosidade posterior e quando existe um espaço interarcos excessivo). As discrepâncias anteroposteriores e transversais entre a maxila e a mandíbula também podem ser corrigidas por técnicas de enxerto ósseo interposicional (Fig. 56 A-C). As técnicas de enxerto inter-posicional proporcionam resultados estáveis e previsíveis, alterando a posição da maxila nas direcções vertical, antero-posterior e transversal, e podem eliminar a necessidade de procedimentos secundários nos tecidos moles. As desvantagens deste tipo de procedimento incluem a necessidade de colher osso de um local doador da crista ilíaca e uma possível cirurgia secundária dos tecidos moles.

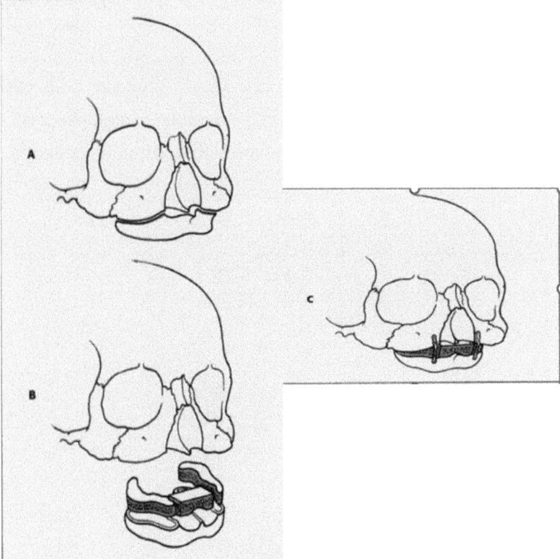

Fig-56(A-C)

Fig-56 (A-C) Aumento inter-posicional do maxilar (A) representação esquemática do rebordo alveolar maxilar atrófico (B) o aumento é completado através da fracturação do maxilar e da colocação de um enxerto inter-posicional com crista ilíaca autógena (C) o maxilar é estabilizado com placas de fixação rígidas

AUMENTO MAXILAR DE HIDROXIAPATITE

O HA está prontamente disponível, elimina a necessidade de cirurgia no local doador e é facilmente colocado num tratamento ambulatório. O HA pode ser utilizado para contornar e eliminar pequenas irregularidades do rebordo e áreas de rebaixamento no maxilar. O HA é colocado no maxilar numa técnica semelhante à

que a descrita para o aumento mandibular. Na maxila, uma única incisão na linha média é normalmente suficiente para um acesso adequado a ambos os lados do rebordo maxilar (Fig. 57A-E).

Quando o acesso através de uma única incisão é inadequado, podem ser utilizadas incisões maxilares bilaterais verticais nas áreas dos caninos e pré-molares para melhorar a visibilidade e o acesso. São criados túneis subperiosteais sobre a crista do rebordo alveolar e são inseridas seringas pré-carregadas naspeto mais posterior destes túneis. As partículas de HA são injectadas e moldadas à altura e contorno desejados, e as incisões são fechadas com uma sutura de colchoeiro horizontal.

A quantidade de aumento possível na maxila é por vezes limitada pela capacidade de desenvolver espaço suficiente para as partículas de HA nos túneis subperiosteais. A perda de contenção ou a deslocação das partículas de HA resultam numa forma inadequada do rebordo.

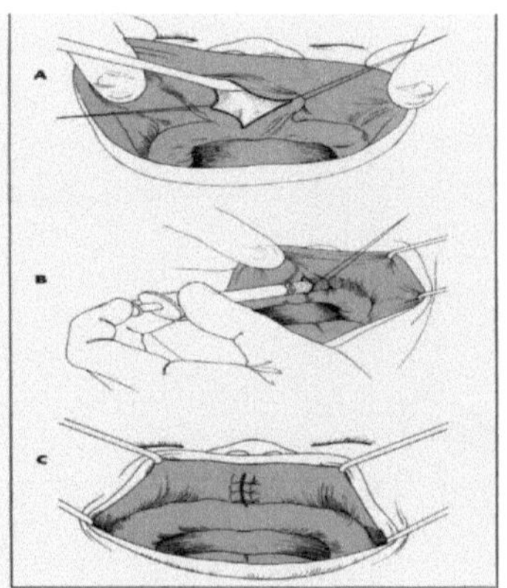

Fig-57(A-C)

Fig-57(A-C) Aumento do maxilar com HA (A) incisão na linha média e túneis subperiosteais utilizados para expor as áreas do maxilar a aumentar (B) injeção de material HA nos túneis subperiosteais (C) encerramento dos tecidos moles

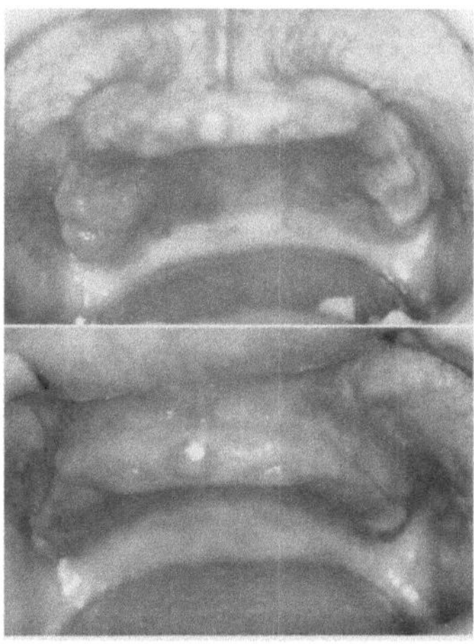

Fig-58(D-E)

Fig-58 (D) fotografia clínica pré-operatória mostrando o rebordo maxilar atrófico com altura do rebordo alveolar diminuída e áreas de irregularidades de contorno (E) resultado pós-operatório de um ano demonstrando altura do rebordo alveolar aumentada e contorno melhorado.

SINUS LIFT

A reabilitação do maxilar com implantes é frequentemente problemática devido à extensão do seio maxilar para a área do rebordo alveolar. Em muitos casos, o tamanho e a configuração actuais do maxilar são satisfatórios em termos de altura e largura da crista alveolar. No entanto, a extensão dos seios maxilares para a crista alveolar pode impedir a colocação de implantes na área posterior do maxilar devido a um suporte ósseo insuficiente.

Um procedimento de elevação do seio maxilarFig-59 (A-D) é um procedimento de aumento ósseo que coloca material de enxerto no interior do seio maxilar e aumenta o suporte ósseo na área do rebordo alveolar. Nesta técnica, é efectuada uma abertura no aspeto lateral da parede maxilar e o revestimento do seio é cuidadosamente elevado do pavimento ósseo do seio. O osso alogénico, o osso autógeno ou uma combinação destes materiais podem ser utilizados como fonte de enxerto nestas áreas. O método atual de escolha incorpora normalmente algum material ósseo autógeno no enxerto do seio. O enxerto é deixado a cicatrizar durante 3 a 6 meses, após o que a primeira fase da colocação do implante pode começar da forma habitual. Este procedimento pode ser realizado em regime de ambulatório e não afecta o uso da prótese no pós-operatório

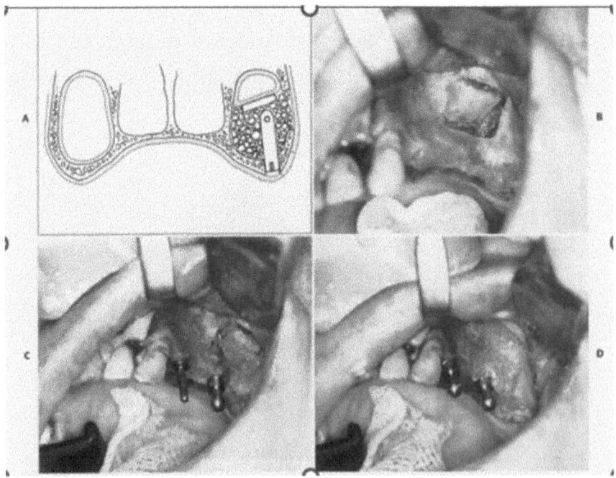

Fig-59(A-D)

Fig-59 (A-D) Procedimento de elevação do seio maxilar (A) diagrama em corte transversal do maxilar demonstrando o enxerto ósseo no fundo do seio. No lado esquerdo do diagrama, o seio estende-se para a área do rebordo alveolar, o que resulta em osso suficiente para a colocação do implante. No lado direito, a parede lateral do maxilar foi fracturada para dentro, o osso foi enxertado na parte inferior do seio e foi colocado um implante no enxerto do fundo do seio. B e D Fotografias clínicas que mostram a abertura do seio, a colocação de implantes e o enxerto ósseo para preencher a parte inferior do seio.

CIRURGIA DE TECIDOS MOLES PARA EXTENSÃO DA CRISTA DO O MANDIBLE

À medida que ocorre a reabsorção do rebordo alveolar, a fixação da mucosa e dos músculos perto da área de suporte da prótese exerce uma maior influência na retenção e estabilidade das próteses. Além disso, a quantidade e a qualidade do tecido fixo sobre a área de suporte da prótese podem diminuir.

A cirurgia dos tecidos moles efectuada para melhorar a estabilidade da prótese pode ser realizada isoladamente ou pode ser feita após o aumento ósseo. Em qualquer dos casos, os principais objectivos da cirurgia pré-protética de tecidos moles são proporcionar uma área alargada de tecido fixo na área primária de suporte da prótese ou do implante e melhorar a extensão na área dos rebordos da prótese, removendo os efeitos de deslocação das ligações musculares nas áreas de suporte da prótese ou vestibulares.

VESTIBULOPLASTIA COM RETALHO TRANSPOSICIONAL (TROCA DE LÁBIOS)

A vestibuloplastia com retalho de base lingual foi descrita pela primeira vez por Kazanjian. Neste procedimento, um retalho mucoso pediculado a partir do rebordo alveolar é elevado do tecido subjacente e suturado até à profundidade do vestíbulo (Fig. 60A-D). Este procedimento foi modificado, e o uso de uma técnica que transpõe um retalho mucoso de base lingual e um retalho periosteal de base labial (retalho transposicional) tornou-se popular. "Quando existe uma altura mandibular adequada, este procedimento aumenta a área vestibular anterior, o que melhora a retenção e a estabilidade da prótese. As principais indicações para o procedimento incluem altura mandibular anterior adequada

altura (pelo menos 15 mm), profundidade vestibular facial inadequada das ligações mucosas e musculares na mandíbula anterior, e a presença de uma profundidade vestibular adequada no aspecto lingual da mandíbula. Estas técnicas proporcionam resultados adequados em muitos casos e geralmente não requerem hospitalização, cirurgia no local do dador ou períodos prolongados sem prótese. As desvantagens incluem a imprevisibilidade da quantidade de recidiva da profundidade vestibular, cicatrizes na profundidade do vestíbulo e problemas com a adaptação da área do rebordo periférico da prótese à profundidade do vestíbulo.

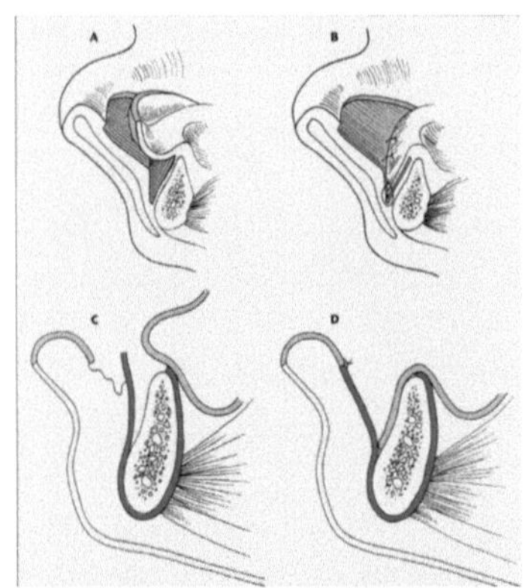

Fig-60(A-D) Vestibuloplastia com retalho transposicional (ou seja, troca de lábios). (A), é feita uma incisão na mucosa labial e é dissecado um retalho fino da mucosa a partir do tecido subjacente. A dissecção supraperiosteal também é realizada no aspecto anterior da mandíbula. (B), O retalho da mucosa labial é suturado até à profundidade do vestíbulo. O tecido labial exposto cicatriza por segunda intenção. (C), Modificação da técnica através da incisão do periósteo na crista do rebordo alveolar e sutura do bordo periosteal livre à área desnudada da mucosa labial. (D), O retalho da mucosa é então suturado sobre o osso desnudado até à junção periosteal na profundidade do vestíbulo.

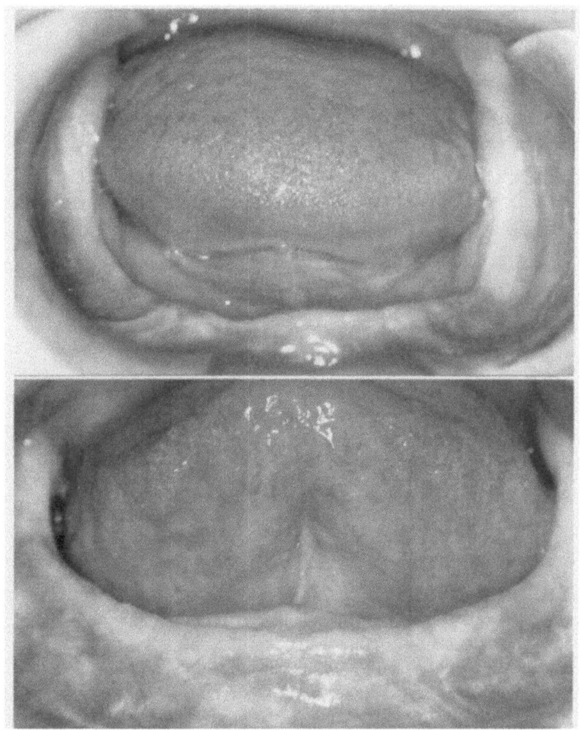

Fig-61 (E-F) Fotografia pré-operatória (E) Resultado pós-operatório de seis meses (F)

VESTÍBULO E EXTENSÃO DO PAVIMENTO DA BOCA

Para além da fixação dos músculos labiais e dos tecidos moles à área de suporte da prótese, os músculos milo-hióideo e genioglosso no pavimento da boca apresentam problemas semelhantes no aspeto lingual da mandíbula. Trauner descreveu a separação dos músculos milo-hióideos da área da crista milo-hióidea e o seu reposicionamento inferior, aprofundando efetivamente a área do pavimento da boca e aliviando a influência do músculo milo-hióideo na dentadura. Macintosh e ObwegeserZ9 descreveram mais tarde o uso efetivo de um procedimento de extensão labial combinado com o procedimento de Trauner para proporcionar uma extensão vestibular máxima para os aspectos vestibular e lingual da mandíbula. A técnica para a extensão do vestíbulo labial é uma modificação de um retalho supraperiosteal pediculado labialmente descrito por Clark. Após as duas técnicas de extensão vestibular, pode ser utilizado um enxerto de pele para cobrir a área de periósteo desnudado (Fig. 62A-E). O procedimento combinado elimina eficazmente as forças de deslocação da mucosa e dos anexos musculares e proporciona uma base ampla de tecido queratinizado fixo na área de suporte da prótese primária (Fig. 63A-C). O enxerto de pele de espessura dividida com a vestibuloplastia vestibular e o procedimento do pavimento da boca está indicado quando se perde o rebordo alveolar adequado para uma área portadora de prótese, mas se mantém pelo menos 15 mm de altura do osso mandibular. O osso restante deve ter um contorno adequado para que a forma do rebordo alveolar exposto após o procedimento seja adequada para a construção da prótese. Os implantes endósseos são geralmente um tratamento muito mais adequado e, por isso, a vestibuloplastia com enxerto de pele não é habitualmente efectuada. Se existirem irregularidades ósseas grosseiras, tais como grandes concavidades no aspeto superior da mandíbula posterior, estas devem ser corrigidas através de enxertos ou de pequenos procedimentos de alveoloplastia antes do procedimento nos tecidos moles. A técnica tem a vantagem de cobrir precocemente o leito periosteal exposto, o que melhora o conforto do paciente e permite a construção precoce da prótese. Para além disso, os resultados a longo prazo da extensão vestibular são previsíveis. A necessidade de hospitalização e de cirurgia no local do dador, combinada com o inchaço moderado e o desconforto sentido pelo paciente no pós-operatório, são as principais desvantagens.

Os doentes raramente se queixam do aspeto ou da função da pele na cavidade oral. Se o enxerto de pele for demasiado espesso no momento da colheita, os folículos pilosos podem não degenerar totalmente e, ocasionalmente, pode observar-se crescimento de pêlos em áreas isoladas do enxerto. Outros tecidos para além da pele têm sido utilizados eficazmente para enxertos sobre o rebordo alveolar. O tecido palatino oferece as vantagens potenciais de fornecer um tecido firme e resistente, com uma contração mínima da área enxertada.'" Embora o tecido palatino seja relativamente fácil de obter no momento da cirurgia, a quantidade limitada de tecido e o desconforto associado à colheita no local do dador são as principais desvantagens. Em áreas onde apenas é necessário um pequeno enxerto localizado, o tecido palatino é normalmente adequado. A mucosa bucal de espessura total colhida do aspeto interno da bochecha oferece vantagens semelhantes às do tecido palatino. No entanto, a necessidade de mucótomos especializados para colher a mucosa bucal e a cicatrização extensa da mucosa bucal após a colheita de um enxerto de espessura total são desvantagens. Esta mucosa não se torna queratinizada, é geralmente móvel, e muitas vezes resulta numa superfície de suporte de prótese inadequada.

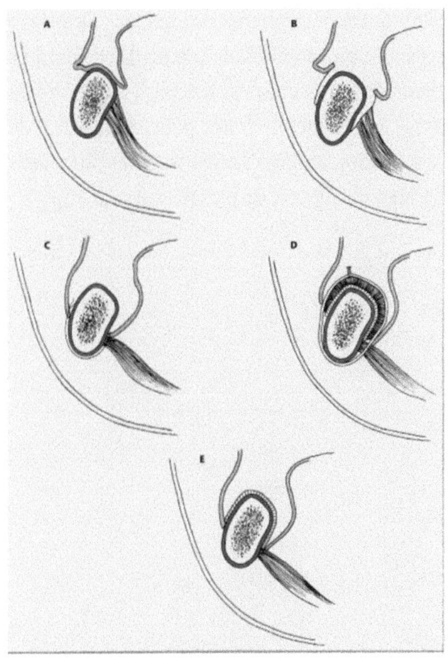

Fig-62(A-E)

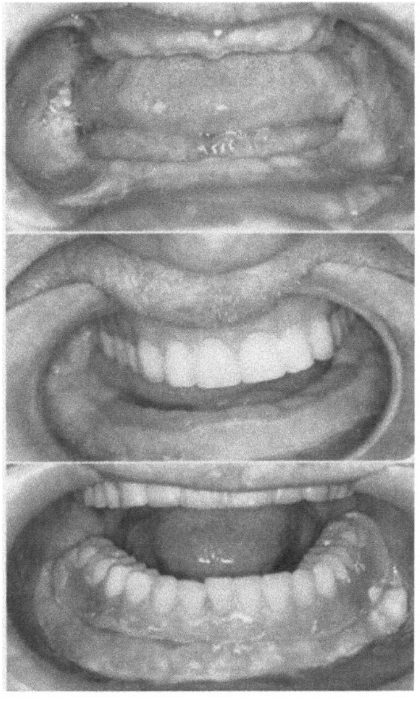

Fig-63(A-C)

Fig-62(A-E) Vestibuloplastia labial, procedimento de abaixamento do assoalho da boca e enxerto de pele
Técnica de Obwegeser (A) Ligações pré-operatórias de músculo e tecidos moles junto à crista do remanescente
mandíbula. (B) É efectuada uma incisão na crista. Os retalhos bucal e lingual são criados por um descolamento supraperiosteal.
secção. (C) Os retalhos são suturados junto ao bordo inferior da mandíbula, com suturas passadas sob o bordo inferior da mandíbula, amarrando os tecidos labial e lingual junto ao bordo inferior da mandíbula. (D) Enxerto de pele realizado no lugar com a tala. (E) Vista pós-operatória da profundidade vestibular recém-criada e da área do soalho da boca

Fig-63 (A-C) Vestibuloplastia, rebaixamento do assoalho da boca e skingrafting (A) Pré-operatório fotografia. (B) Resultado pós-operatório de um mês. (C) A prótese antiga do paciente inserida, mostrando a extensão da área de flange anterior disponível antes da vestibuloplastia. A grande melhoria é demonstrado na profundidade vestibular e tecido queratinizado, firmemente fixado sobre o rebordo alveolar área de suporte da prótese

CIRURGIA DE TECIDOS MOLES PARA EXTENSÃO DO REBORDO MAXILAR

A reabsorção do osso alveolar maxilar resulta frequentemente em ligações mucosas e musculares que interferem com a construção, estabilidade e retenção da prótese. Devido à grande área de suporte de prótese do maxilar, a construção e a estabilidade adequadas da prótese podem ser frequentemente alcançadas após uma perda óssea extensa. No entanto, o excesso de tecido mole pode acompanhar a reabsorção óssea, ou o tecido mole pode necessitar de modificação como adjuvante de uma cirurgia de aumento prévia. Várias técnicas fornecem mucosa fixa adicional e profundidade vestibular na área de suporte da prótese maxilar.

VESTIBULOPLASTIA SUBMUCOSA

A vestibuloplastia submucosa, tal como descrita por Obwegeser, pode ser o procedimento de eleição para a correção da fixação dos tecidos moles na crista do rebordo alveolar do maxilar ou perto dela. Esta técnica é particularmente útil quando ocorreu reabsorção do rebordo alveolar maxilar, mas o maxilar ósseo residual é adequado para o suporte correto da prótese. Nesta técnica, o tecido submucoso subjacente é excisado ou reposicionado para permitir a aposição direta da mucosa labiovestibular ao periósteo do maxilar remanescente. Para proporcionar uma profundidade vestibular adequada sem produzir uma aparência anormal do lábio superior, deve existir um comprimento adequado da mucosa nesta área. Um teste simples para determinar se a mucosa labiovestibular adequada está presente é efectuado colocando um espelho bucal sob o lábio superior e elevando o aspeto superior do vestíbulo até à profundidade pós-operatória pretendida (Fig. 64A). Se não ocorrer inversão ou encurtamento do lábio, então a mucosa adequada está presente para realizar uma vestibuloplastia submucosa correta. A vestibuloplastia submucosa pode geralmente ser efectuada com anestesia local e sedação intravenosa (IV) em regime ambulatório. É efectuada uma incisão na linha média da maxila anterior e a mucosa é descolada e separada do tecido submucoso subjacente (Fig. 64B-E). É então desenvolvido um túnel supraperiosteal através da dissecção das ligações musculares e submucosas do periósteo. A camada intermédia de tecido criada pelas duas dissecções do túnel é incisada na sua área de fixação perto da crista do rebordo alveolar. Este tecido submucoso e muscular pode ser reposicionado superiormente ou excisado. Após o encerramento da incisão na linha média, uma prótese pré-existente ou uma tala pré-fabricada é modificada para se estender até às áreas vestibulares e é fixada com parafusos palatinos durante 7 a 10 dias para manter a mucosa sobre o rebordo em estreita aposição com o periósteo. Quando a cicatrização ocorre, geralmente dentro de 3 semanas, a mucosa está intimamente adaptada às paredes anterior e lateral do maxilar na profundidade necessária do vestíbulo. A vestibuloplastia submucosa do maxilar também pode ser combinada com o aumento de AH da área do rebordo alveolar. Pode ser criado um túnel subperiosteal utilizando uma técnica semelhante aos procedimentos normais de aumento do AH maxilar. Através da incisão do periósteo na parte superior do aspeto lateral da mandíbula, o envelope periosteal pode ser alargado para permitir um maior aumento do AH nesta área (Fig. 64F-G) Estas técnicas proporcionam um aumento previsível da profundidade vestibular e da fixação da mucosa na área de suporte da prótese. Uma prótese corretamente revestida pode frequentemente ser usada imediatamente após a cirurgia ou após a remoção da tala, e as impressões para o revestimento ou construção da prótese final podem ser concluídas 2 a 3 semanas após a cirurgia.

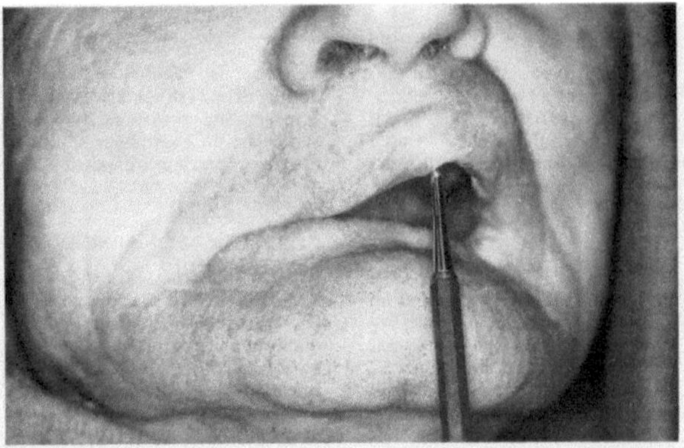

Fig-64A) Vestibuloplastia submucosa (A) espelho bucal colocado no vestíbulo maxilar sob o lábio superior e elevado contra a parede anterior do maxilar até à profundidade vestibular pós-operatória desejada. Se não ocorrer um encurtamento anormal do lábio, então existe mucosa adequada para efetuar a vestibuloplastia submucosa

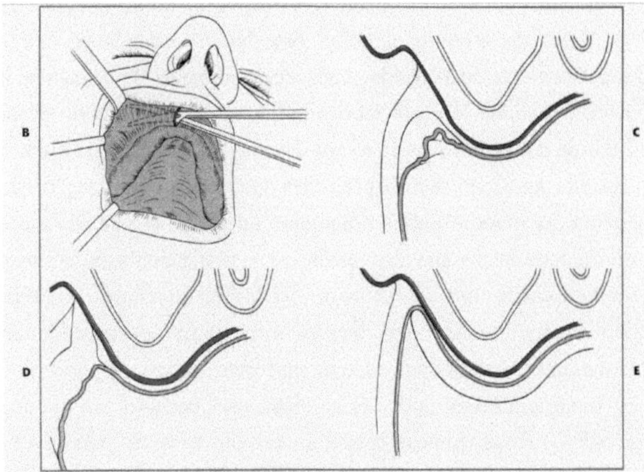

Fig-64(B-E)

Fig-64(B) é utilizada uma incisão vertical anterior para criar um túnel submucoso e depois supra-periosteal ao longo dos aspectos laterais do maxilar (C) vista em corte transversal mostrando a camada de tecido submucoso (D) excisão da camada de tecido mole submucoso, colocação de uma tala mantendo a mucosa contra o periósteo na profundidade do vestíbulo até ocorrer a cicatrização.

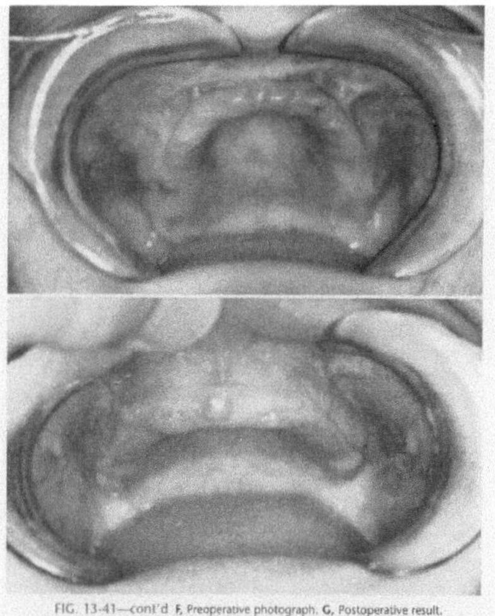

Fig- 64(F-G) fotografia pré-operatória (F) resultado pós-operatório (G)

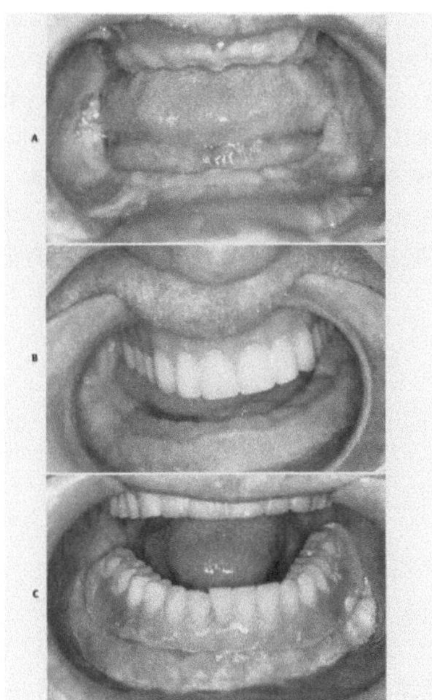

Fig-65(A-C)

Fig-65(A-C) vestibuloplastia com rebaixamento do pavimento da boca e enxerto de pele (A) fotografia pré-operatória (B) resultado pós-operatório de um mês (C) prótese antiga do doente colocada

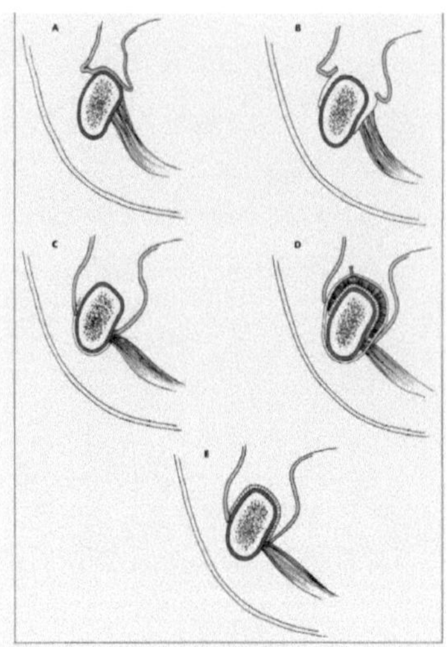

Fig-66(A-E)

Fig-66 (A-E) Vestibuloplastia labial - procedimento de rebaixamento do pavimento da boca e enxerto de pele (A) Ligações pré-operatórias de músculo e tecido mole perto da crista da mandíbula remanescente, (B) é efectuada uma incisão na crista. Os retalhos bucal e lingual são criados por uma dissecção supra-periosteal. (C) Os retalhos são suturados junto ao bordo inferior da mandíbula com suturas passadas sob o bordo inferior da mandíbula, ligando os tecidos labial e lingual junto ao bordo inferior da mandíbula. (D) Enxerto de pele mantido no lugar com tala. (E) Vista pós-operatória da profundidade vestibular recém-criada e da área do pavimento da boca.

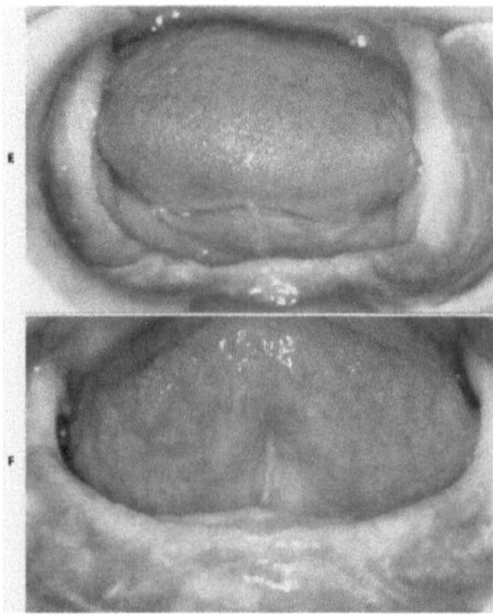

Fig-67(E & F) fotografia pré-operatória e resultado pós-operatório

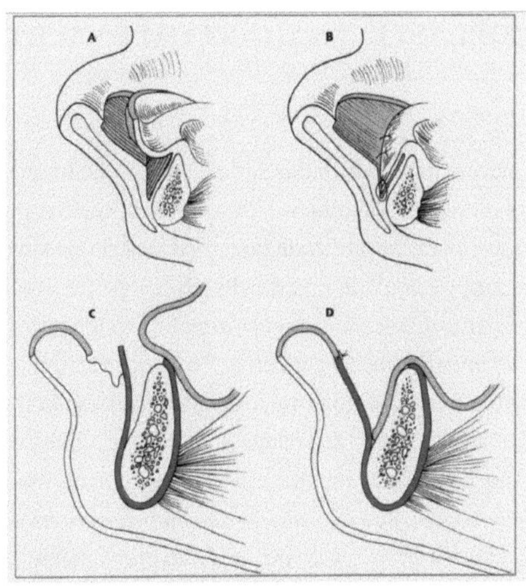

Fig-68(A-D)

Fig-68 (A-D) Vestibuloplastia com retalho transposicional (A) é efectuada uma incisão na mucosa labial e é dissecado um retalho fino da mucosa a partir do tecido subjacente. A dissecção supraperiosteal também é efectuada no aspeto anterior da mandíbula (B) o retalho da mucosa labial é suturado à profundidade do vestíbulo. O tecido labial exposto cicatriza por segunda intenção (C) modificação da técnica através da incisão do periósteo na crista do rebordo alveolar e da sutura do bordo periosteal livre na área desnudada da mucosa labial (D) o retalho da mucosa é então suturado sobre o osso desnudado até à junção periosteal na profundidade do vestíbulo.

VESTIBULOPLASTIA MAXILAR COM ENXERTO DE TECIDO

Quando não existe mucosa labiovestibular suficiente e o encurtamento do lábio resultaria de uma técnica de vestibuloplastia submucosa, devem ser utilizadas outras técnicas de extensão vestibular. Nesses casos, pode ser utilizada uma modificação da técnica de vestibuloplastia de Clark, utilizando mucosa pediculada a partir do lábio superior e suturada à profundidade do vestíbulo maxilar após uma dissecção supraperiosteal." O periósteo desnudado sobre o rebordo alveolar cicatriza por epitelização secundária. Pode ocorrer um desconforto moderado no período pós-operatório e é necessário um período de cicatrização mais longo (6 a 8 semanas) antes da construção da prótese. A manutenção da profundidade vestibular maxilar é imprevisível. A utilização de um retalho mucoso pediculado labialmente combinado com enxerto de tecido sobre o periósteo exposto da maxila proporciona os benefícios adicionais de uma cicatrização mais rápida sobre a área do periósteo previamente exposto e uma manutenção mais previsível a longo prazo da profundidade vestibular.

CORRECÇÃO DE RELAÇÕES ANORMAIS ENTRE CRISTAS

Aproximadamente 5% da população tem uma discrepância esquelética grave entre os maxilares superior e inferior que resulta numa má oclusão grave. Quando os dentes são perdidos, resulta uma relação anormal da crista que complica a construção de aparelhos protéticos. Quando existe uma relação de crista de classe 111 pré-existente, a perda de dentes e o padrão de reabsorção óssea aumentam a gravidade do problema esquelético de classe I11. Em pacientes com dentição parcialmente ausente, a ausência de forças oclusais opostas

pode permitir a supra-erupção de dentes, o que pode complicar a restauração protética subsequente A avaliação das relações do rebordo é um aspeto importante, muitas vezes negligenciadoda avaliação de pacientes para tratamento protético. Em pacientes parcialmente edêntulos, a avaliação deve incluir um exame da direção do plano oclusal e uma determinação das distâncias interarcos que podem ser afectadas por dentes ou segmentos supra-erupcionados. Em pacientes totalmente desdentados, o espaço interarcos e as relações ântero-posteriores e transversais da maxila e da mandíbula devem ser avaliados com a mandíbula do paciente na dimensão vertical oclusal correta. Esta determinação na fase de diagnóstico pode exigir a construção de aros de mordida com suporte labial adequado. As radiografias cefalométricas laterais também são necessárias nesta avaliação para confirmar a impressão clínica.

CIRURGIA ALVEOLAR SEGMENTAR NO PACIENTE PARCIALMENTE EDÊNTULO

A supra-erupção de dentes e segmentos ósseos numa área edêntula oposta pode diminuir o espaço inter-arcos e impedir a construção de um aparelho protético fixo ou removível adequado nessa área. A perda de dentes numa arcada pode aumentar a dificuldade de obter um aparelho protético funcional e estético com dentes protéticos localizados corretamente sobre a crista subjacente. Existem várias alternativas para restaurar a dentição nestes pacientes, incluindo a extração dos dentes no segmento mal posicionado ou o reposicionamento desses dentes com cirurgia segmentar.

As considerações pré-operatórias devem incluir a qualidade estética facial, um exame oclusal intra-oral, radiografias panorâmicas e cefalométricas, e modelos devidamente montados num articulador. Se for considerada a cirurgia segmentar, os modelos podem ser cortados e os dentes reposicionados no local desejado. O dentista responsável pela restauração protética final do paciente deve fazer a determinação final da colocação dos segmentos nos modelos articulados. Pode ser necessária uma preparação ortodôntica pré-cirúrgica para alinhar corretamente os dentes e permitir o posicionamento correto dos segmentos. Após a cirurgia do modelo, é fabricada uma tala para localizar a colocação dos segmentos com precisão no momento da cirurgia e para proporcionar estabilidade durante o período de cicatrização pós-operatória. Sempre que possível, a tala deve ser estabilizada pelo contacto com outros dentes em vez de assentar nos tecidos moles. As abas palatinas e linguais do splint devem ser evitadas, pois a pressão do splint pode interferir no suprimento sanguíneo importante para a viabilidade do osso e dos dentes que foram reposicionados com a cirurgia segmentar. Em alguns casos, a construção do splint deve incluir o contacto com o tecido do rebordo alveolar da arcada oposta para manter a distância inter-arcos. A deformidade do paciente e a preferência e experiência do cirurgião ditam o procedimento cirúrgico específico a ser realizado. Os procedimentos segmentares para a correção de anomalias na maxila e na mandíbula são descritos em (Fig-69A-D). Uma reabilitação protética final fixa e removível segue-se ao procedimento cirúrgico e a um período de cicatrização pós-operatório adequado.

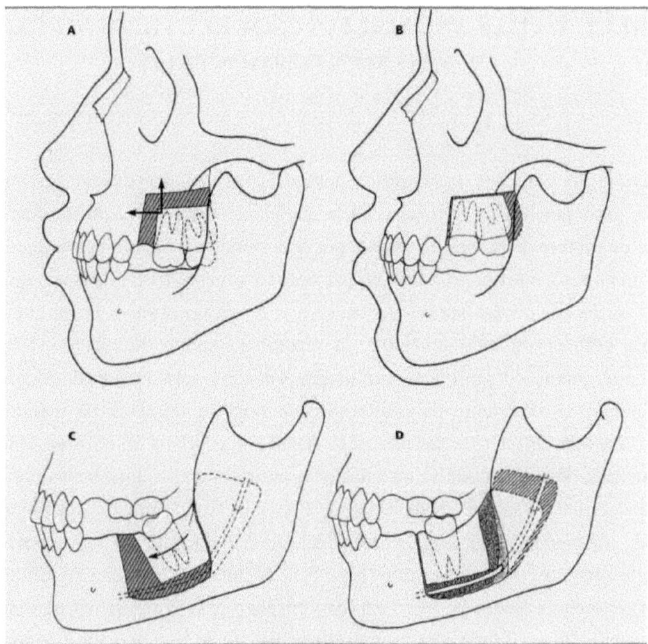

Fig-69(A-D)

Fig-69(A-D) Osteotomias segmentares A & B osteotomia maxilar posterior para reposicionamento superior e anterior do segmento posterior do maxilar C & D exemplo de osteotomia segmentar mandibular para reposicionar o dente molar para funcionar como pilar distal de um aparelho protético fixo ou para melhorar o suporte como pilar de uma prótese parcial.

CORRECÇÃO DAS ANOMALIAS ESQUELÉTICAS NO PACIENTE TOTALMENTE EDÊNTULO

Após a avaliação clínica e radiográfica adequada, os moldes devem ser montados num articulador para determinar a relação ideal entre as cristas. O dentista responsável pela construção da prótese deve ser responsável por determinar a posição final desejada da maxila e da mandíbula após a cirurgia. No caso do paciente totalmente desdentado, no qual a maxila, a mandíbula ou ambas devem ser reposicionadas, o resultado estético facial também deve ser considerado com o resultado funcional do reposicionamento do rebordo. São necessários modelos com alterações cirúrgicas simuladas, traçados cefalométricos de previsão e um julgamento clínico experiente para determinar a posição desejada da mandíbula no pós-operatório. Depois de ter sido tomada uma decisão apropriada sobre a posição esquelética desejada no pós-operatório, são feitas talas para permitir o posicionamento dos maxilares na sua relação correta no momento da cirurgia (Fig. 70). Estas talas devem proporcionar uma estabilidade adequada sobre a área da crista edêntula e interdigitar-se umas com as outras para manter uma relação correta da crista (Fig. 71). Técnicas de fixação rígida são úteis para estabilizar segmentos ósseos no momento da cirurgia e para eliminar um período prolongado de imobilização da mandíbula. Procedimentos cirúrgicos para reposicionamento da maxila ou da mandíbula.

A construção da prótese pode começar dentro de 3 meses após o reposicionamento cirúrgico da maxila e da mandíbula. A combinação da cirurgia ortognática com a reabilitação protética do paciente proporciona resultados funcionais e estéticos satisfatórios em muitos pacientes com anomalias esqueléticas que, de outra forma, apresentariam problemas significativos na reconstrução protética

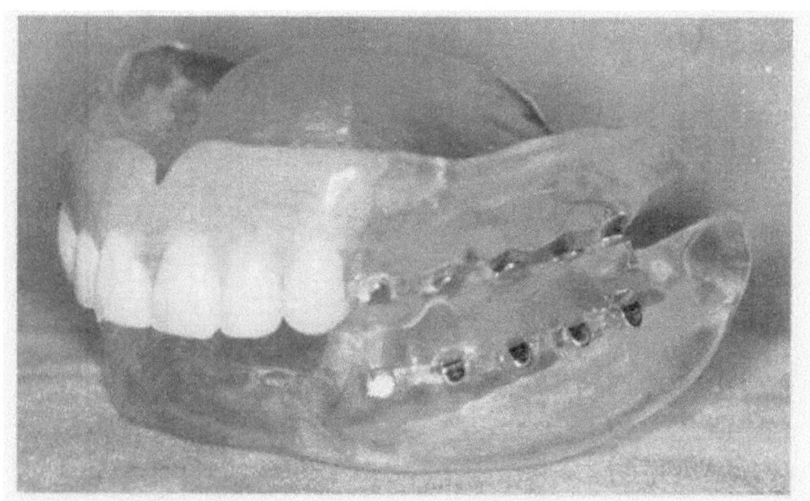

-Figura -70

Talas cirúrgicas Fig-70 utilizadas para posicionar corretamente e estabilizar arcos edêntulos para cirurgia ortognática

Fig-71(A-B)

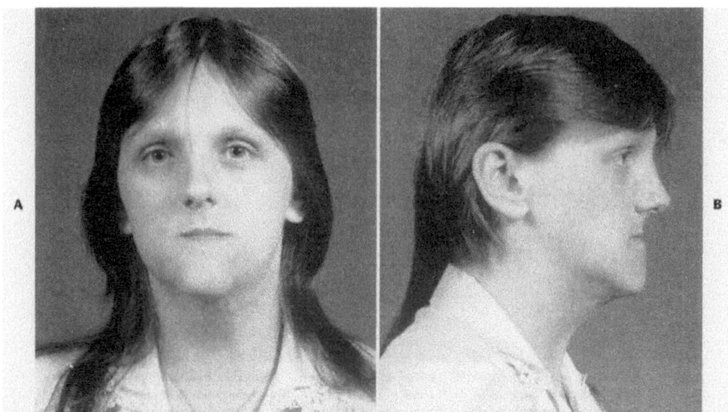

Fig-71(A & B) fotografias pré-operatórias de rosto inteiro e de perfil

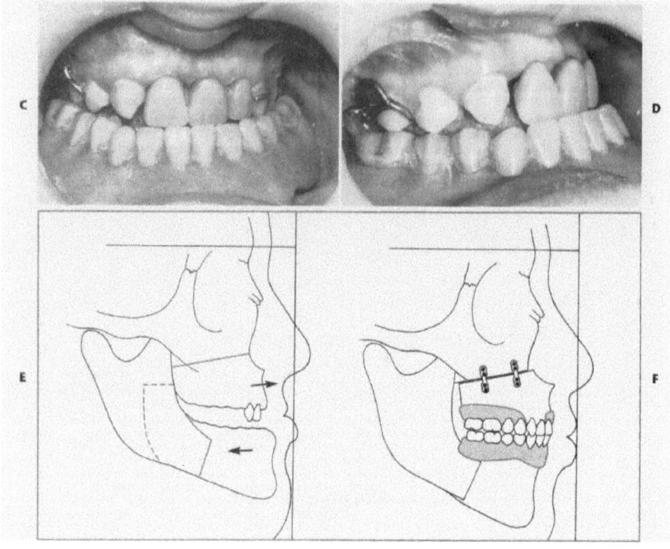

Fig-72(C-F)

Fig-72 C & D fotografias pré-operatórias demonstrando a má construção da prótese parcial maxilar e da prótese total mandibular (E) diagrama da condição pré-operatória (F) representação esquemática do avanço maxilar e do recuo mandibular.

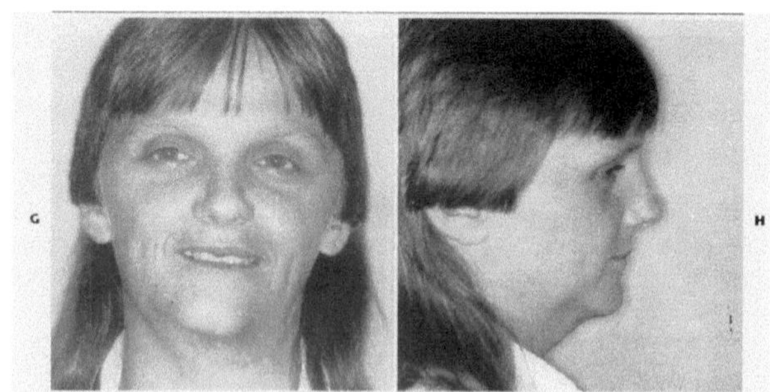

Fig-73(G-H)

Fig-73(G &H) fotografias pós-operatórias de rosto inteiro e de perfil

Fig-74(I-K)

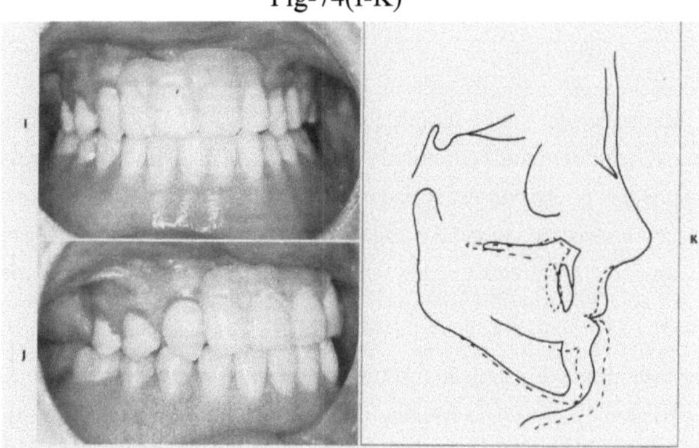

Fig-74(I& J) fotografia pós-operatória que mostra o resultado após a construção correta da parte superior e da prótese total inferior (K) linhas tracejadas e linhas sólidas sobrepostas a traçados cefalométricos

O LASER DE DIÓXIDO DE CARBONO NOS TECIDOS MOLES
CIRURGIA PRÉ-PROTÉTICA

Laser é um acrónimo de "light amplification by the stimulated emission of radiation" (amplificação da luz por emissão estimulada de radiação). Para produzir energia laser, existem várias substâncias que podem ser estimuladas para produzir energia coerente e monocromática (a mesma cor e comprimento de onda) e capaz de ser colimada (produz feixes paralelos). Cada substância estimulada produzirá energia electromagnética com um comprimento de onda diferente.

Quando o gás carbónico é estimulado, produz energia com um comprimento de onda de 10,6 pm, o que o coloca na parte infravermelha do espetro, que é invisível ao olho humano. Este comprimento de onda é, no entanto, bem absorvido pela água que é vaporizada por um feixe de laser de dióxido de carbono. Uma vez que os tecidos moles humanos são maioritariamente compostos por água, o laser de dióxido de carbono provou ser uma ferramenta eficaz para os vaporizar. Os ossos e os dentes, no entanto, contêm consideravelmente menos água e são menos eficazmente vaporizados por um laser de dióxido de carbono, o que o torna um meio insatisfatório de remoção destes tecidos.

A profundidade de uma incisão a laser depende do período de tempo em que o feixe incide sobre o ponto. Não existe qualquer sensação tátil.

O laser cirúrgico de dióxido de carbono tem uma série de alegadas vantagens sobre outras modalidades de cirurgia de tecidos moles. Muitas destas vantagens parecem ser particularmente aplicáveis à cirurgia pré-protética de tecidos moles.

1) Frenectomias

2) Aprofundamento do sulco

3) Redução da tuberosidade

4) Hiperplasia da prótese

RESUMO

O sucesso da preparação cirúrgica pré-protética depende de uma avaliação cuidadosa e do planeamento do tratamento. Em geral, as anomalias ósseas devem ser tratadas em primeiro lugar. A correção dos tecidos moles associados é frequentemente adiada até que o aumento ósseo e o contorno estejam concluídos.

O aumento ósseo simultâneo é tentado quando o aumento ósseo tem como objetivo melhorar o contorno em vez de criar um aumento significativo na altura ou largura alveolares.

O desenho da prótese final e os objectivos da função a longo prazo, a qualidade estética e a manutenção dos tecidos devem ser considerados durante todas as fases do tratamento. Quando são seguidos os princípios de seleção de casos e de tratamento descritos anteriormente, podem esperar-se excelentes resultados e a satisfação do doente.

REFERÊNCIAS

1. Balakrishnan DG. Cirurgia pré-protética e as suas tendências actuais: A Review. Jornal de Psicologia Escolar Positiva. 2022 Mar 23;6(3):3752-5.

2. Choudhari S, Rakshagan V, Jain AR. Evolução das tendências actuais da cirurgia pré-protética: A review. Drug Invent Today. 2018 Oct 1;10(10):2010-6.

3. Devaki VN, Balu K, Ramesh SB, Arvind RJ. Cirurgia pré-protética: Mandíbula. Journal of Pharmacy and Bioallied Sciences. 2012 Aug 1;4(Suppl 2):S414-6.

4. Banerjee S, Mukherjee S, Chatterjee D, Deb S, Swamy SN, Mukherjee A. Preprosthetic Surgery-An Overview (Cirurgia pré-protética - uma visão geral).

5. Rane NA, Zingade AN, Ranka R, Kalloli S, Mulasavalgi PV. Reabilitação estética de fenda alveolar secundária com retalho transposicional como procedimento pré-protético: Um relato de caso de uma abordagem interdisciplinar. J Clin Images Med Case Rep. 2022;3(9):2050

6. Tucker MR. Cirurgia pré-protética. Cirurgia Oral e Maxilofacial Contemporânea - E-Book: Cirurgia Oral e Maxilofacial Contemporânea-E-Book. 2013 Mar 19:200.

7. Rohilla PM, Kumar M, Majeed U, Singh A. Cirurgia pré-protética: Uma revisão da literatura.

8. . Patil PG. Prótese completa convencional para um paciente com mandibulectomia segmentar esquerda: um relatório clínico. Jornal de Investigação em Prótese Dentária. 2010 Oct 1;54(4):192-7.

9. Rahman S, Mattoo K, Qassadi T. Vestibuloplastia como um auxílio para melhorar a estabilidade da prótese completa. JMSCR. 2020;8(4):331-4.

10. Al Jabbari YS. Frenectomia para melhoria de uma prótese completa maxilar convencional problemática num paciente idoso: relato de um caso. O Jornal de Prótese Dentária Avançada. 2011 Dec;3(4):236.

11. Ibrahim AH, Merzouk N, Abdelkoui A. Tratamento protético e cirúrgico de um epulis fissuratum de grandes dimensões: relato de um caso. Revista Médica Pan-Africana. 2022 Jan 18;41(1).

12. Kacarska M, Dimitrovski O, Popovic MD. Vestibuloplastia mandibular pré-protética assistida por laser. Jornal dos Balcãs de Medicina Dentária. 2016;20(3):182-5.

13. Orafi M, Bakoush GM. Awareness and Preference of General Dental Practitioners towards Pre- Prosthetic Surgery as an Adjunctive to Complete Denture Therapy (Consciencialização e preferência dos médicos dentistas generalistas relativamente à

cirurgia pré-protética como adjuvante da terapia de prótese completa). Dental. 2021 Jul 23;3(1):1-9.

14. Jornal da Organização Internacional de Investigação Clínica Dentária. 2019 Jan 1;11(1):49-51.

15. Bhuskute MV, Shet LR. Cirurgia pré-protética: um complemento à terapia de prótese completa. Jornal da Organização Internacional de Investigação Clínica Dentária. 2019 Jan 1;11(1):49-51.

16. Shanab HG, Ustad FA, Alayfan GI, Bhavikatti SK, Alyousef AR, Alshebel AR. Cirurgias pré-protéticas e seu protocolo para próteses completas: uma revisão. Int J Pharm Res. 2021 Jan 1;13(1):5239-43.

17. Bonanthaya K, Panneerselvam E, Manuel S, Kumar VV, Rai A, editores. Cirurgia oral e maxilofacial para o clínico. Índia: Springer Nature; 2021.

18. A. Jones e J. B. Bridgman, "Case report: a patient who had not removed her full lower denture for 54 years," New Zealand Dental Journal, vol. 112, 2016.

19. O. Tayari, S. Jemli, e J. Jaouadi, Gestão protética e cirurgia com laser de díodo para o tratamento de Epulis Fissuratum em pacientes endentados, Dental News, 2019.

20. L. Fajri, F. Benfdil, N. Merzouk, B. El Mohtarim, e A. Abdedine, "Diagnosis and treatment of mucous lesions induced by complete denture," Actualites Odonto Stomatologiques, vol. 62, pp. 225238, 2008.

21. L. Fajri, S. Berrada, e A. Abdedine, "Exame clínico que contribui para a seleção e orientação de tratamentos protéticos em pacientes completamente desdentados," Revue D Odontostomatologie-Paris, vol. 37, pp. 91-107, 2008

22. J. Slaoui Hasnaoui, A. Sefrioui, O. Fromentin, e A. Abdedine, "Management of edentulous maxillae with an anterior flabby ridge," AOS, vol. 251, pp. 225-237, 2010. R. Bansal, R. Garg, S. Kaushala, M. Kumar e R. Saini, "Reabilitação protética de pacientes com cristas flácidas com diferentes técnicas de moldagem", Indian Journal Dentistry, vol. 5, n.º 2, pp. 110-113, 2014.

23. E. M. Canger, P. Celenk, and S. Kayipmaz, "Denture-related hyperplasia: a clinical study of a Turkish population group, "Brazilian Dental Journal, vol. 20, no. 3, pp. 243-248, 2009.

24. P. Kafas, T. Upile, C. Stavrianos, N. Angouridakis, e W. Jerjes, "Mucogingival overgrowth in a geriatric patient, "Dermatology Online Journal, vol. 16, no. 8, p. 7, 2010.

25. A. Bilhan, O. Geckili, S. Ergin, O. Erdogan, and G. Ates, "Evaluation of satisfaction and complications in patients with existing complete dentures," Journal of Oral Science, vol.

55, no. 1, pp. 29-37, 2013.

26. G. Mandali, I. D. Sener, S. Begum Turker, e H. Ulgen, "Factores que afectam a distribuição e prevalência de lesões da mucosa oral em utilizadores de próteses completas," Gerodontology, vol. 28,no. 2, pp. 97103,

27. E. Emami, M. Kabawat, e L. Koninck, "Denture stomatitis new perspective," Journal De L'ordre Des Dentistes Du Québec7, vol. 50, no. 4, 2013,

28. M. Bagui, L. Fajri, B. El Mohtarime, e N. Merzouk, "Em vez de condicionar o tecido na prótese completa," AOS, vol. 275,2016

29. V. Jain, P. Prakash, R. Vijay Kumar, e V. Udayshankar, "Impressing for excellence: special impression techniques for compromised ridges: case report," International Journal of Contemporary Medical Research [IJCMR], vol. 6, no. 7, 2019.

30. A. Regragui, A. Abdedine, e N. Merzouk, "Espaço biofuncional e preparação tissular: que perspectivas na prótese removível completa?", AOS, vol. 255, pp. 197-206, 2011. Taylor RL. A chronological review--1960-1985 of the changing concepts related to modifications, treatment, preservation and augmentation of the complete denture basal seat. Aust Prosthodont Soc Bull 1986;16:17-39.

31. Hopkins R. Um Atlas a Cores de Cirurgia Oral Pré-protética. Vol. 2. Londres: Wolfe Medical Publications; 1987. p. 136-43.

32. Lytle RB. Construção de próteses completas com base num estudo da deformação dos tecidos moles subjacentes. J Prosthet Dent1959;9:539-51.

33. Mercier P, Lafontant R. Atrofia do rebordo alveolar residual: classificação e influência da morfologia facial. J Prosthet Dent 1979;41:90-100.

34. Wowern N. Conteúdo mineral ósseo das mandíbulas: Valores de referência normais - taxa de perda óssea relacionada com a idade. Calcif Tissue Int 1988;43:193-8.

35. Bradley JC. Uma investigação radiológica sobre as mudanças de idade da artéria dentária inferior. Br J Oral Surg 1975;13:82-90.

36. Tideman H. Uma técnica de plastia vestibular utilizando um enxerto de mucosa livre da bochecha. Int J Oral Surg 1972;1:76-80.

37. Härle F. Osteotomia visora para aumentar a altura absoluta da mandíbula atrofiada. Um relatório preliminar. J MaxillofacSurg 1975;3:257-60.

38. Davis WH, Delo RI, Ward WB, Terry B, Patakas B. Aumento da crista a longo prazo com enxerto de costela. J Maxillofac Surg 1975; 3:103-6

39. Steinhäuser E, Obwegeser H. Reconstrução do rebordo alveolar com auto-enxertos de osso e cartilagem. Trans Int Conf Oral Surg 1967;24:203-8

40. Gerry RG. Reconstrução do rebordo alveolar com auto-enxerto ósseo: Relato de um caso. J Oral Surg (Chic) 1956;14:74-8.

41. Hopkhx R. Um atlas a cores de cirurgia oral pré-protética. Londres: Woife, Publicações Médicas, 1987:?36-43.

42. Orafi M, Bakoush GM. Awareness and Preference of General Dental Practitioners towards Pre- Prosthetic Surgery as an Adjunctive to Complete Denture Therapy (Consciencialização e preferência dos médicos dentistas generalistas relativamente à cirurgia pré-protética como adjuvante da terapia de prótese completa). Dental. 2021;3(1):1-9.

43. Chari H, Shaik KV. Cirurgia pré-protética: revisão da literatura. IJSS Case Rep Rev. 2016;3(4):10 Meador LR, Ash D, Laskin DM. Preferências dos prostodontistas em cirurgia pré-protética. J Oral Maxillofac Surg. 1986;44(10):779-80.

44. Choudhari S, Rakshagan V, Jain AR. Evolução das tendências actuais da cirurgia pré-protética: Uma revisão. Drug Invent Today 2018;10(10).

45. Bhuskute MV, Shet RG. Cirurgia pré-protética: Um complemento à terapia de prótese completa. J Int Clin Dent Res Organ. 2019;11(1):49.

46. Draenert FG, Huetzen D, Neff A, et al. Procedimentos de aumento ósseo vertical: noções básicas e técnicas em implantologia dentária. J Biomed Mater Res. 2014;102(5):1605-13.

47. Chiapasco M, Zaniboni M, Boisco M. Procedimentos de aumento para a reabilitação de rebordos edêntulos deficientes com implantes orais Clin Oral Implants Res. 2006;17(S2):136-59.

48. Malmström J, Anderud J, Abrahamsson P, et al. Regeneração óssea guiada utilizando placas de cerâmica individualizadas. Int J Oral Maxillofac Surg 2016;45(10):1246-52.

49. . Jones e J. B. Bridgman, "Case report: a patient who had not removed her full lower denture for 54 years," New Zealand Dental Journal, vol. 112, 2016.

50. O. Tayari, S. Jemli, e J. Jaouadi, Gestão protética e cirurgia com laser de díodo para o tratamento de Epulis Fissuratum em pacientes endentados, Dental News, 2019.

51. Greenstein G, Cavallaro J, Romanos G, Tarnow D. Recomendações clínicas para evitar e gerir complicações cirúrgicas associadas à implantologia dentária: Uma revisão. J Periodontol. 2008;79:1317-29.

52. Atanasov D. . Oral surgery. Tafprint,Plovdiv, 2011: 255-259.

53. Chang HS, Hsieh YD, Hsu ML. Taxa de sobrevivência a longo prazo de overdentures suportadas por implantes com vários sistemas de fixação: Um estudo retrospetivo de 20 anos. J Dent Scien 2015; 10:55-60.

54. Konstantinova D, Djongova E, Arnautska H, Georgiev T, Peev S, Dimova M. Apresentação de um método modificado de vestibuloplastia com carga protética precoce. J do IMAB. 2015;21:964-968.

55. Sikkerimath BC, Dandagi S, Gudi SS, Jayapalan D. Comparação da profundidade do sulco vestibular na vestibuloplastia usando a técnica padrão de Clark com e sem âmnio como material de enxerto. Ann Maxillofac Surg 2012;2:30-5

56. Kazanjian VH. Surgery as an Aid to More Efficient Service with Prosthetic Dentures (Cirurgia como Ajuda para um Serviço Mais Eficiente com Próteses Dentárias). J Am Dent Assoc 1935; 22: 566-581.

57. Clark HB Jr. Aprofundamento do sulco labial através do avanço do retalho da mucosa. J Oral Surg. (Chic) 1953;11:1658.

58. Kethley JL Jr, Gamble JW. A troca de lábios: uma modificação da vestibuloplastia labial de Kazanjian. J Oral Surg 1978;36: 701-5

59. Emami E, de Souza RF, Kabawat M, Feine JS. O impacto do edentulismo na saúde oral e geral. In J Dent. 2013 May 8;2013:498305.

60. MacEntee MI, Glick N, Stolar E. Age, gender,dentures and oral mucosal disorders [Internet]Vol. 4, Oral Diseases. 2008. p. 32-6. Availablefrom: http://dx.doi.org/10.1111/j.1601-0825.1998. tb00252.x

61. Ariga P, Nallaswamy D, Jain AR, Ganapathy DM. Determinação da Correlação da Largura dos Dentes Anteriores Maxilares utilizando Factores Extraorais e Intraorais na População Indiana: A Systematic Review [Internet]. Vol. 9, World Journal of Dentistry. 2018. p. 68-75. Disponível em: http://dx.doi. org/10.5005/jp-journals-10015-1509

62. Tallgren A. A redução contínua dos rebordos alveolares residuais em utilizadores de próteses completas: um estudo longitudinal misto abrangendo 25 anos. 1972. J Prosthet Dent. 2003 maio;89(5):427-35

63. Divaris K, Ntounis A, Marinis A, Polyzois G, Polychronopoulou A. Loss of natural dentition: multi- level effects among a geriatric population [Internet]. Vol. 29, Gerodontology. 2012. p.e192-9. Disponível em: http://dx.doi.org/10.1111/ j.1741-2358.2010.00440.x

64. Selvan SR, Ganapathy D. Efficacy of fifth generation cephalosporins against methicillin-resistant Staphylococcus aureus-A review [Internet]. Vol. 9, Research Journal of

Pharmacy and Technology. 2016. p. 1815. Disponível em: http://dx.doi. org/10.5958/0974-360x.2016.00369.3

65. Instituto NC, Instituto Nacional do Cancro. Alveoloplastia [Internet]. Definições. 2020. Disponível em: http://dx.doi.org/10.32388/nwb29q

66. Devaki VN, Balu K, Ramesh SB, Arvind RJ, Venkatesan. Cirurgia pré-protética: Mandíbula. J Pharm Bioallied Sci. 2012 Ago;4(Suppl 2):S414-6.

67. Duraisamy R, Krishnan CS, Ramasubramanian H, Sampathkumar J, Mariappan S, Sivaprakasam AN. Compatibilidade de pilares não originais com implantes [Internet]. Vol. 28, Implant Dentistry. 2019. p. 289-95.

68. Taylor RL. Uma revisão cronológica dos conceitos em mudança relacionados com modificações, tratamento, preservação e aumento do assento basal da prótese completa. Prosthodont Soc Bull 1986;16:1739.

69. Hopkins R. Um Atlas a Cores de Cirurgia Oral Pré-protética. Vol. 2. Londres: Wolfe Medical Publications; 1987. p. 136-43.

70. Lytle RB. Construção de próteses completas com base num estudo da deformação dos tecidos moles subjacentes. J Prosthet Dent 1959;9:539-51

71. Mercier P, Lafontant R. Atrofia do rebordo alveolar residual: Classificação e influência da morfologia facial. J Prosthet Dent 1979;41:90-100

72. Wowern N. Conteúdo mineral ósseo das mandíbulas: Valores de referência normais - taxa de perda óssea relacionada com a idade. Calcif Tissue Int 1988;43:193-8

73. Bradley JC. Uma investigação radiológica sobre as mudanças de idade da artéria dentária inferior. Br J Oral Surg 1975;13:82-90.

74. Tideman H. Uma técnica de plastia vestibular utilizando um enxerto de mucosa livre da bochecha. Int J Oral Surg 1972;1:76-80.

75. Hark F. Osteotomia visora para aumentar a altura absoluta da mandíbula atrofiada. Um relatório preliminar. J Maxillofac Surg 1975;3:257-60.

76. Davis WH, Delo RG, Ward WB, Terry B, Patakos B. Aumento da crista a longo prazo com enxerto de costela. J Maxillofac Surg 1975;11:103-6.

77. Steinhauser E, Obwegeser H. Reconstrução do rebordo alveolar com auto-enxertos de osso e cartilagem. Trans Congr Int Assoc Oral Surg 1967;24:203-8.

78. Gerry RG. Reconstrução do rebordo alveolar com auto-enxerto ósseo: Relato de um caso. J Oral Surg 1956;114:74-8

79. Liposky RB. Utilização da placa óssea mandibular com aumento em enxertos ósseos. J Oral Maxillofac Surg 1971;29:792-8.

80. Schnitman PA, Shulman LB. Recomendações da conferência de desenvolvimento de consenso sobre implantes dentários. J Am Dent Assoc 1979;98:373-7.

81. Adell R, Lekholm U, Rockler B, Brznemark PI. Um estudo de 15 anos de implantes osseointegrados no tratamento do maxilar edêntulo. Int J Oral Surg 1981;10:387-416

82. Boyne P. A ciência do aumento do rebordo alveolar. Compend Contin Educ Dent 1982;Suppl 2:S49.

83. Tallgren A. A redução contínua dos rebordos alveolares residuais em utilizadores de próteses completas: Estudo longitudinal misto abrangendo 25 anos. J Prosthet Dent 1972;27:120-32

84. Quayle AA. A mandíbula atrófica: aspectos da técnica na sulcoplastia labial inferior. Br J Oral Surg 1979;16:169-78.

85. Bays RA. A fisiopatologia e a anatomia da perda óssea em desdentados. In: Fonseca R, Davis W, editores. Reconstrução Pré-protética em Cirurgia Oral e Maxilofacial. Vol. 34. St. Louis: Journal of Prosthetic Dentistry; 1999. p. 456-9

86. Hopkins R. Um Atlas a Cores de Cirurgia Oral Pré-protética. Vol. 55. Londres: Wolfe Medical Publications; 1987. p. 136-43

87. Lekkas K. Aumento absoluto da mandíbula. Int J Oral Surg 1977;6:147-52.

88. Stoelinga PJ, de Koomen HA, Tideman H, Huijberg TJ Uma reavaliação do aumento do enxerto ósseo interposto da mandíbula atrófica. J Maxillofac Surg 1983;11:107-12.

89. Topazian RG, Hammer WB, Boucher LJ, Hulbert SF. Utilização de aloplásticos para aumento do rebordo. J Oral Surg 1971;29:792-8.

90. Boyne P. A ciência do aumento do rebordo alveolar. Compend Contin Educ Dent 1982;Suppl 2:S49

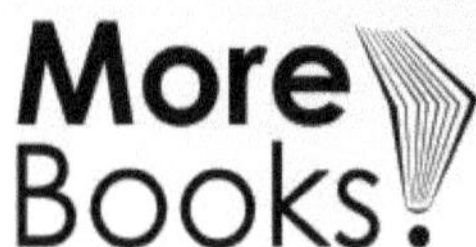

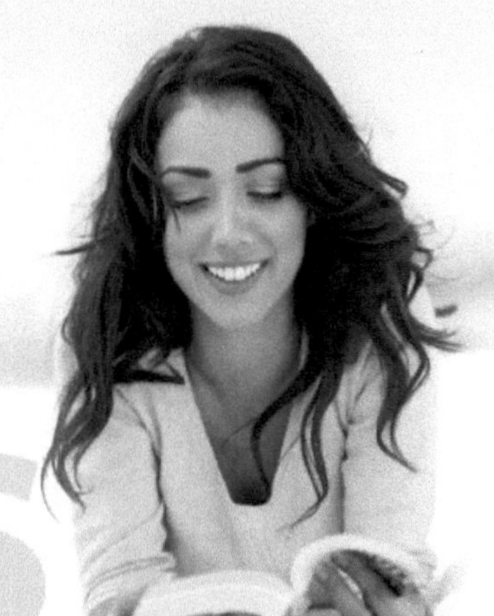

I want morebooks!

Buy your books fast and straightforward online - at one of world's fastest growing online book stores! Environmentally sound due to Print-on-Demand technologies.

Buy your books online at
www.morebooks.shop

Compre os seus livros mais rápido e diretamente na internet, em uma das livrarias on-line com o maior crescimento no mundo! Produção que protege o meio ambiente através das tecnologias de impressão sob demanda.

Compre os seus livros on-line em
www.morebooks.shop

info@omniscriptum.com
www.omniscriptum.com

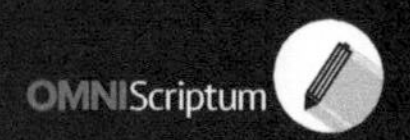

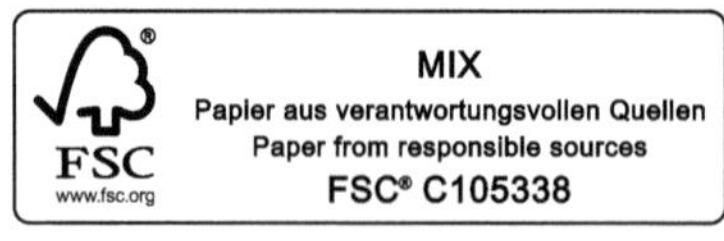

Printed by Books on Demand GmbH, Norderstedt / Germany